JN330853

臨床の疑問に答える！

リンガルブラケット矯正 Q&A 60

LINGUAL BRACKET ORTHODONTIC TECHNIQUE

編著

相澤一郎
居波徹
佐奈敏
重枝正徹
椿 丈二
義澤裕
吉田哲也

医歯薬出版株式会社

This book was originally published in Japanese
under the title of :

Rinsho-no Gimon-ni Kotaeru Ringaru Buraketto Kyosei Q&A 60
(Lingual Bracket Orthodontic Technique Questions & Answers 60)

Editors :
Aizawa, Ichiro et al.
Aizawa, Ichiro
   SOPHIA Orthodontic Clinic

©2015 1st ed.

ISHIYAKU PUBLISHERS, INC.
   7-10, Honkomagome 1 chome, Bunkyo-ku,
   Tokyo 113-8612, Japan

序

　われわれが日本舌側矯正歯科学会の事業として『リンガルブラケット矯正法　審美的矯正の基礎と臨床』を刊行してから，早6年という月日が経過しました．この間に歯科の治療法や器材は大きく発展を遂げ，矯正治療という枠のなかでもCAD/CAMの精度向上，CTを用いた三次元診断の進化，歯科矯正用アンカースクリューの活用により治療の流れや治療目標に変化がみられるようになりました．そしてその波は，リンガルブラケット矯正法にも確実に押し寄せてきています．

　近年，成人患者の比率増加にともなってリンガルブラケット矯正法を希望する患者は増えつつあります．また，成長期治療においても，「みえない」矯正治療法を要望されることが多くなっていることを実感しています．リンガルブラケット矯正法は治療法として確立されてきていますが，需要の増加とともに臨床の現場では「なぜ？」「こんなときはどうしたらよいの？」ということが多くなっているのも事実だと思います．

　本書では，そんな疑問を解消すべく，これまで実際に寄せられた質問をもとに60の項目を設定して，われわれの臨床経験も踏まえながらQ&A形式でヒント・解決策を提示しています．各項目とも簡潔明瞭な記載を心がけ，知りたいことがすぐにわかるような工夫をしていますので気になるところからお読みいただいてもよいと思いますし，全体を通読いただければ現在のリンガルブラケット矯正の趨性を理解していただけると思います．明日からの皆さまの臨床のヒントになることを願いつつ，ご意見・ご感想を賜ることができればこのうえない喜びです．

　最後になりますが，編著者のひとりである義澤裕二先生が本年5月に志半ばで逝去されました．本書は義澤先生のご担当箇所も含めて編著者一同で校正を続けて発刊に至ったものです．
　多くの皆さまのお役に立てることで義澤先生への供養になればと思います．

2015年7月

編著者を代表して　相澤一郎

CONTENTS

ブラケットの種類
Q1 いろいろなブラケットがありますが症例ごとにどのように使い分ければよいのでしょうか？ …… 重枝 徹 … 2

治療のプランニングとアプローチの方法
Q2 適応症，抜歯基準，抜歯部位について教えてください …… 佐奈 正敏 … 4

Q3 症例ごとのアプローチの工夫があれば教えてください …… 椿 丈二／相澤 一郎 … 6

Q4 歯列弓幅径の拡大の方法を教えてください …… 吉田 哲也／居波 徹 … 8

Q5 成長期治療に応用できますか？ …… 佐奈 正敏／居波 徹 … 10

リンガル矯正のメリット・デメリット
Q6 リンガル矯正特有のメリットがあれば教えてください …… 義澤 裕二 … 12

歯冠長の短い歯への対応
Q7 臨床的歯冠長が短い歯への対処法を教えてください …… 佐奈 正敏／居波 徹 … 14

歯の形態修正
Q8 舌側面の形態修正（辺縁隆線，基底結節，切縁の咬耗箇所など）を行うためのポイントは？ …… 椿 丈二 … 16

セットアップ模型
Q9 セットアップ模型でのトルクのポイントやオーバーコレクションの量について教えてください …… 椿 丈二／佐奈 正敏 … 18

ブラケット間距離
Q10 ブラケット間距離が短い場合の影響を教えてください …… 佐奈 正敏 … 20

ブラケットの装着
Q11 ブラケットの装着（補綴歯への接着含む）と再装着について，おすすめの器材，工夫，ポイントがあれば教えてください …… 重枝 徹／椿 丈二／相澤 一郎 … 22

Q12 ブラケットの脱落を可及的に少なくする方法や対応，工夫があれば教えてください …… 相澤 一郎 … 24

Q13 前歯にブラケットを装着する場合，叢生量が大きい場合も歯冠の中央に装着したほうがよいのでしょうか？ …… 居波 徹 … 26

ブラケットポジション
Q14 ブラケットポジションについてラビアル矯正との違いや対応があれば教えてください …… 吉田 哲也 … 28

装着後の影響
Q15 発音への影響や慣れるためのアプローチがあれば教えてください …… 相澤 一郎 … 30

歯周組織への影響
Q16 ブラックトライアングルや歯肉退縮が生じた場合にはどのように対応していますか？また，患者への説明の方法についても教えてください …… 重枝 徹／居波 徹 … 32

早期接触
Q17 ブラケットによる早期接触にはどのように対処したらよいか教えてください …… 佐奈 正敏 … 34

ブラケット脱落時の対応
Q18 ブラケット脱落から再装着までの間に歯のポジションが変化しないようにする方法は？ …… 椿 丈二／居波 徹 … 36

Q19 再装着の際，下顎前歯や第二大臼歯は位置づけが難しいですが，よい方法があれば教えてください …… 相澤 一郎 … 38

ブラケット周囲の歯石
Q20 スロット内に歯石がつきワイヤーがきちんと入らない場合はどのように対応したらよいか教えてください …… 居波 徹 … 40

ワイヤーシークエンス

Q21 ラビアル矯正とのワイヤーシークエンスの違いがあれば教えてください ...... 佐奈　正敏　42

Q22 最終ディテイリングでよい方法があれば教えてください ...... 重枝　徹　44

アーチワイヤー

Q23 アーチフォームはどの形がよいのか教えてください ...... 佐奈　正敏　46

トルクコントロール

Q24 上顎前歯に十分なトルクを効かせる有効な方法を教えてください ...... 椿　丈二　48

Q25 なぜリンガル矯正では前歯にトルクが効きにくいのでしょうか？ ...... 義澤　裕二　50

Q26 下顎前歯のトルクコントロールが難しいのですがよい方法を教えてください ...... 居波　徹　54

メカニクス

Q27 スライディングメカニクスとループメカニクスの選択基準について教えてください ...... 相澤　一郎／義澤　裕二／吉田　哲也／佐奈　正敏　56

歯の動き

Q28 小臼歯抜歯後のスペースクローズについてラビアル矯正との違いがあれば教えてください ...... 重枝　徹　58

ボーイングイフェクト

Q29 なぜ上顎のバーティカルボーイングイフェクトは起こるのですか？ ...... 義澤　裕二　60

Q30 なぜ下顎のバーティカルボーイングエフェクトは起こるのですか？ ...... 義澤　裕二　62

Q31 バーティカルボーイングイフェクトの初期のサインと予防策・対処法を教えてください ...... 吉田　哲也／義澤　裕二　64

エラスティックの使用

Q32 エラストメトリックチェーンやフック，ボタンの使用方法について教えてください ...... 椿　丈二／佐奈　正敏　66

アンカースクリューの使用

Q33 アンカースクリューの埋入部位と牽引方向について教えてください ...... 重枝　徹　68

Q34 アンカースクリューを固定源にしてリトラクションすれば，ラビッティングは起こりませんか？ ...... 佐奈　正敏　70

Q35 アンカースクリューの併用による上顎洞炎発症の可能性について教えてください ...... 佐奈　正敏　72

ガミースマイルへの対応

Q36 ガミースマイルへの対処法を教えてください ...... 義澤　裕二／重枝　徹　74

他の治療法との併用

Q37 マウスピース型矯正装置との併用について治療方法としての見解を聞かせてください ...... 義澤　裕二／居波　徹　76

Q38 パラタルバーを使用すると第一大臼歯の近心に食物残渣が生じますが改善方法を教えてください ...... 居波　徹　78

ハーフリンガル

Q39 上下顎アーチワイヤーのコーディネーションの仕方とその基準について教えてください． ...... 椿　丈二　80

CAD/CAMシステム

Q40 CAD/CAMシステムだとオートマティックに治療が終わりますか？ ...... 吉田　哲也　82

Q41 カスタムメイドのブラケットで意図しない歯の移動が生じた場合，どのように対処すればよいのでしょうか？ ...... 居波　徹　84

結紮

Q42 リガチャーワイヤーとモジュールの使い分けや方法を教えてください ……… 相澤 一郎 86

Q43 前歯部にトルクを入れるとスロット底部に入れにくいのですが解決策はありますか? ……… 相澤 一郎 88

バンド

Q44 バンディングを避ける方法とバンディングの注意点について教えてください ……… 椿 丈二／居波 徹 90

ディープバイトへの対応

Q45 ディープバイトへの対処法を教えてください ……… 重枝 徹 92

オープンバイトへの対応

Q46 オープンバイトの症例で前歯のバイトを深くするコツはありますか? ……… 相澤 一郎 94

抜歯ケースへの対応

Q47 Angle Ⅱ級症例での効果的な牽引方法を教えてください ……… 相澤 一郎 96

Q48 抜歯症例と判断した場合,抜歯はどの時期に行うのがよいのでしょうか? ……… 相澤 一郎 98

大臼歯の近心傾斜

Q49 治療の初期に上顎大臼歯が近心傾斜してしまいます.予防策を教えてください ……… 居波 徹 100

犬歯の抱え込み現象

Q50 アンマスリトラクション時に犬歯の抱え込み現象が生じます.予防するための牽引方法を教えてください ……… 相澤 一郎 102

ワイヤーエンドの処理

Q51 ワイヤーエンドの処理の方法を教えてください ……… 重枝 徹／居波 徹 104

チェアタイム

Q52 術者も患者もストレスが減るように,チェアタイムを短くする方法があれば教えてください ……… 佐奈 正敏 106

使用器材

Q53 リンガル矯正を開始するにあたり,どのような材料,プライヤーがおすすめですか? ……… 佐奈 正敏 108

治療期間

Q54 治療期間を短縮させる方法があれば教えてください ……… 吉田 哲也 110

治療結果の違い

Q55 ラビアル矯正とリンガル矯正の治療結果の違いについて教えてください ……… 佐奈 正敏 112

保定

Q56 保定装置は何を使えばよいのでしょうか? ……… 重枝 徹 114

後戻り

Q57 後戻りの対処法を教えてください ……… 重枝 徹 116

舌の痛みへの対応

Q58 舌の痛みへの対処法を教えてください ……… 相澤 一郎 118

患者の転院

Q59 患者の転院における注意事項や返金基準について教えてください ……… 重枝 徹 120

リンガル矯正の今後

Q60 リンガル矯正の進化と今後の治療法の方向性を聞かせてください ……… 椿 丈二／居波 徹 122

本書では,記述を簡略化するため,「リンガルブラケット矯正法」は「リンガル矯正」,唇側からのマルチブラケット法は「ラビアル矯正」,固定源として使用する「歯科矯正用アンカースクリュー」は「アンカースクリュー」と表記しています.

Q&A 60

LINGUAL BRACKET ORTHODONTIC TECHNIQUE

QUESTION 1

ブラケットの種類

いろいろなブラケットがありますが
症例ごとにどのように使い分ければよいのでしょうか？

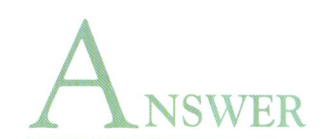

ANSWER

リンガルブラケットには主に下記のものがあります．

商品名	メーカー名	スロットタイプ	ワイヤータイプ
Kurz 7th	Ormco	Horizontal	レクトアンギュラーワイヤー
STb	Ormco	Horizontal	レクトアンギュラーワイヤー
Fujita	FMS	Horizontal/Vertical/occlusal	レクトアンギュラーワイヤー
CRIPPY-L	TOMY	Horizontal	レクトアンギュラーワイヤー
Incognito	3M	Vertical / Horizontal	リボンアーチワイヤー
Evolution SLT	ADENTA	Vertical	レクトアンギュラーワイヤー
HARMONY	HARMONY JAPAN	Horizontal	レクトアンギュラーワイヤー
2D	forestadent	Vertical	ラウンドワイヤー

これらのブラケットは，基本的にはスロットタイプにより使い分けます（図1-1, 2）．

図1-1 Horizontal Slot（水平方向スロット）

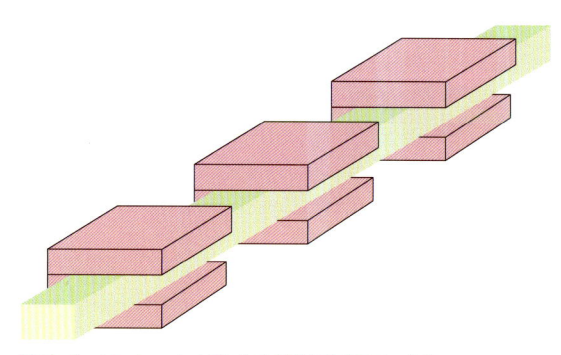

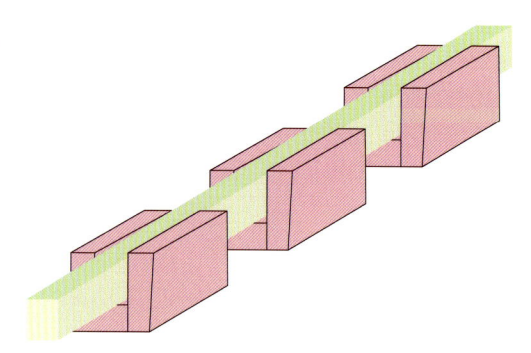

図1-2 Vertical Slot（垂直方向スロット）

Horizontal Slotは水平方向に開口部があり，ワイヤーの上面，下面に壁があるため，水平方向の歯のコントロールが行いやすいです．ただし，前歯のリトラクションの際はワイヤーがスロットから抜け出る方向に牽引され，トルクロスが生じる原因にもなるため，ダブルオーバータイでの結紮が必要です．一方，Vertical Slotは垂直方向に開口部があり，ワイヤーの前面，後面に壁があるため，前歯のリトラクションの際のトルクコントロールのロスが起こりにくい形態になっています．

開口部（ワイヤーの挿入方向）は，逆に考えればワイヤーがスロットから抜け出る方向であるため，この方向のコントロールはしにくくなります．

	回転(捻転の改善)	傾斜移動	挺出・圧下	トルク	ワイヤー装着
Horizontal Slot	△	○	○	○	△
Vertical Slot	○	△	△	△	○

図 1-3　回転

図 1-4　傾斜移動

図 1-5　上下的コントロール（挺出，圧下）

図 1-6　前後的コントロール（歯体移動）

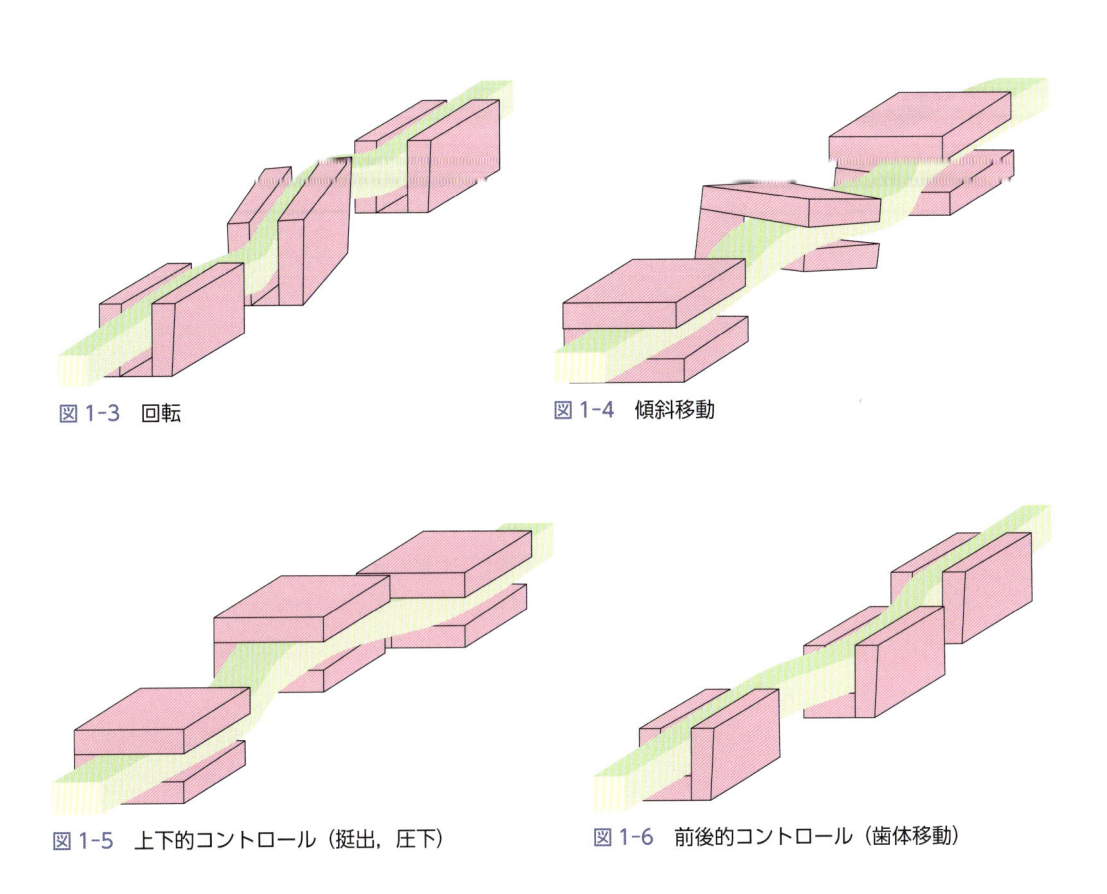

　症例によってさまざまな移動様式が複合的に関わるため，1つの症例に特定のスロット様式を決定づけるのは難しいですが，原則としては次のように使い分けるとよいでしょう（図 1-3〜6）．

叢生の場合	・上下的コントロールが必要な場合は Horizontal Slot ・前後的コントロールが必要な場合は Vertical Slot
Angle Ⅱ級 1 類の場合	・前歯のトルクコントロールには Horizontal Slot が効果的．ただし，最近では Vertical Slot とリボンアーチワイヤーの組合せで正確で，十分なトルクコントロールが可能といわれている．
Angle Ⅱ級 2 類の場合	・前歯の前後的コントロールと上下的コントロールの両方が必要なため，両方のタイプが効果的
Angle Ⅲ級の場合	・前歯の前後的コントロールが必要なため Vertical Slot が効果的
オープンバイト（開咬）の場合	・前歯，臼歯とも上下的コントロールが必要なため，Horizontal Slot が効果的

　歯列の後方移動を行う場合，ワイヤーでトルクをかけながら後方へ牽引するため，Horizontal Slot では結紮の緩みがあったりスロット底にしっかり挿入されていないとトルクロスが生じるので注意が必要です．

治療のプランニングとアプローチの方法

QUESTION 2

適応症，抜歯基準，抜歯部位について教えてください

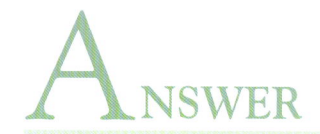

ANSWER

適応症について

近年，さまざまな装置の改良や接着技術の向上，アンカースクリューの使用によりリンガル矯正の適応範囲は拡大し，絶対的禁忌症は存在しないと考えています．しかし，リンガル矯正独特の歯の動きが存在することもたしかであり，その特徴をしっかり把握したうえで治療することが必要不可欠となります．

まず，ラビアル矯正で難しいとされている症例は，リンガル矯正でも同じように難しい症例となります．たとえば，顕著なハイアングル症例や臼歯の圧下を必要とする開咬症例がこれにあたります．

適応症を考えるうえではリンガル矯正特有のメカニクスについても考慮する必要があります．まず，リンガル矯正ではブラケットが舌側に位置するため矯正力の作用点が歯の抵抗中心に近くなり，ラビアル矯正のように圧下力によるラビアルクラウントルクが発現しにくくなります（図2-1）．また，リンガル矯正はブラケット間距離が短いため，サードオーダーベンドを入れたワイヤーによるトルクも発現しにくくなります．したがって，前歯を牽引する際に舌側傾斜（ラビッティング）を起こしやすいといえます．

下顎においてはレベリング時にスピー彎曲を取り除く際，ブラケットが歯の抵抗中心より舌側に位置するため下顎前歯に働く圧下力が臼歯へのアップライトの力となります（図2-2）．このため，リンガル矯正では下顎臼歯の固定が強いといわれています．

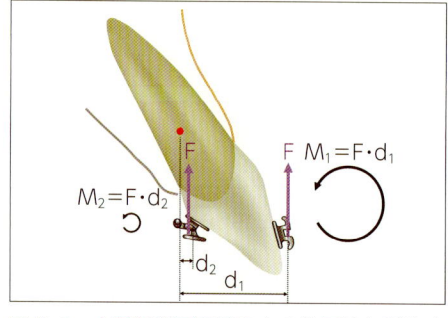

図2-1　上顎前歯圧下時の力の作用線と抵抗中心の関係
ブラケットに圧下力を加えたときに，ラビアル矯正で生じるモーメント（M_1）よりもリンガル矯正で生じるモーメント（M_2）のほうが小さくなる．

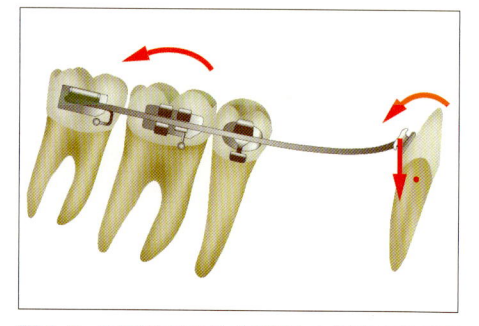

図2-2　下顎前歯に働く圧下力と抵抗中心の関係
下顎のスピー彎曲を取り除く際，下顎前歯に働く圧下力が臼歯に対してはアップライトの力として働く．

これらのことを踏まえると，リンガル矯正で比較的容易に治療が行える症例として次のものが挙げられます．
　① AngleⅠ級の上下顎前突症例（図2-3）
　② AngleⅡ級1類の上顎左右小臼歯抜歯症例
　また，ディープバイトの症例においては下顎に先行して上顎にブラケットを装着することができるため，バイトオープニング効果が得られます．そのため，次の症例に対しても治療が有利に進むと考えられます．
　③ ローアングルのAngleⅡ級過蓋咬合症例
　④ AngleⅡ級2類の上顎左右小臼歯抜歯症例（図2-4）
　⑤ 下顎前歯の突き上げによる正中離開や空隙歯列症例

抜歯基準，抜歯部位について
　リンガル矯正においてもラビアル矯正と同じ治療ゴールを目指すことが前提であると考えています．そのため，基本的に抜歯基準がラビアル矯正と異なることはないと思われます．しかしながら，前述のように下顎臼歯の固定が強くなるため，下顎臼歯の近心移動を要する症例には，ラビアル矯正法では下顎第一小臼歯を抜歯するところを第二小臼歯にする選択も考えられます．最近ではアンカースクリューの利用により，これまでリンガル矯正において困難とされてきた下顎臼歯の近心移動も可能となってきています．

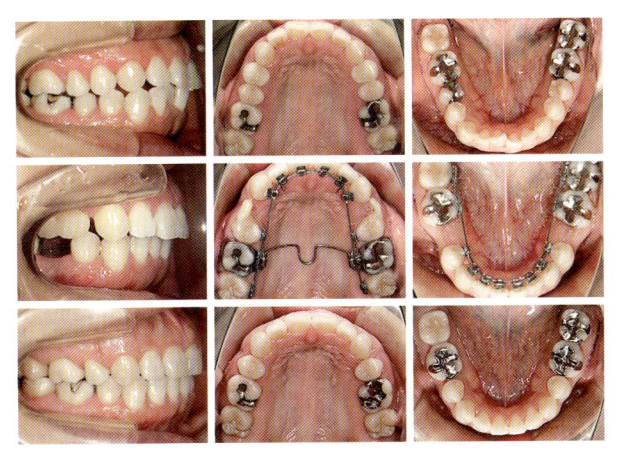

図2-3　AngleⅠ級（歯性上下顎前突）
上：初診時
中：動的治療時
下：動的治療終了時

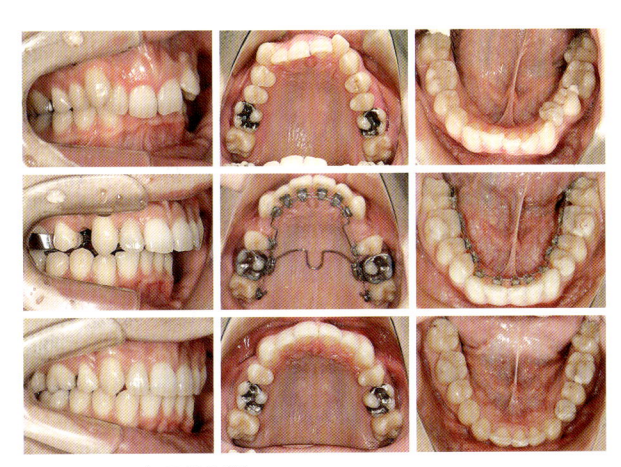

図2-4　AngleⅡ級2類
上：初診時
中：動的治療時
下：動的治療終了時

治療のプランニングとアプローチの方法

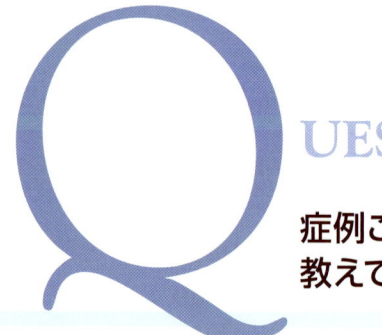

QUESTION 3

症例ごとのアプローチの工夫があれば
教えてください

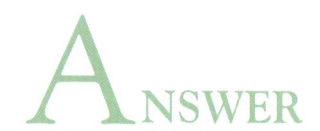

ANSWER

叢生の多い症例

　特に前歯の叢生が大きくブラケットの装着が困難な場合には，クワドヘリックス，バイヘリックスやリンガルアーチで叢生をある程度改善し，装置を正確なポジションに装着することが可能な状態になってから各個トレーを使用してブラケットをボンディングすることで，治療期間を短縮できます（図3-1, 2）．

上顎前歯を圧下したい症例

　前歯は上顎と比較して下顎のほうが圧下されやすいため（図3-3），先に上顎に装置を装着し，上顎前歯の圧下の効果がみられてから下顎に装置を装着することで，積極的な上顎前歯の圧下を促すことが期待できます．

　このほか，上顎前歯部にアンカースクリューを使用したり，ハーフリンガルにすることも一法です（下顎は唇側にブラケットが装着されるため，圧下されにくくなる）．

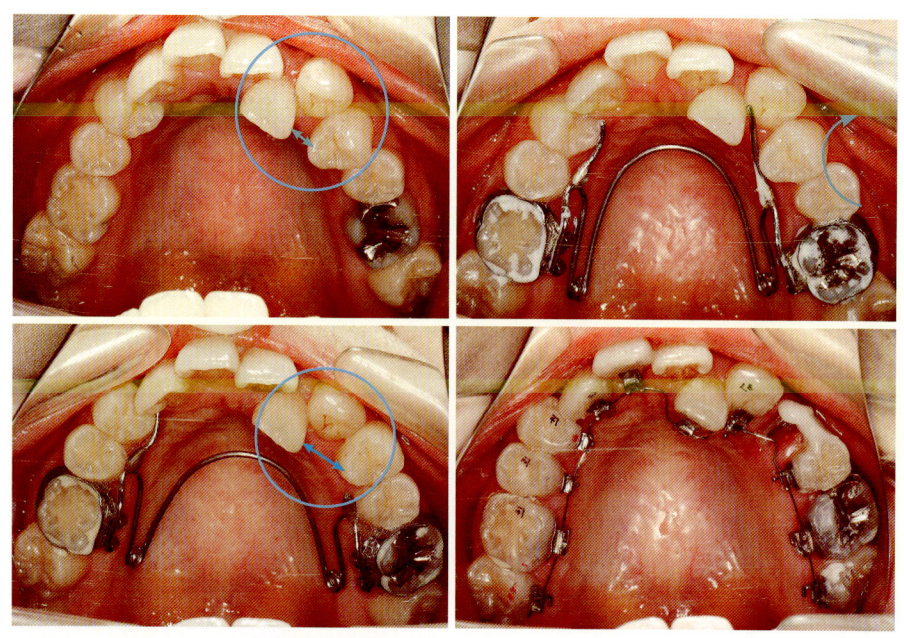

図3-1　バイヘリックスによる叢生の改善
|3にブラケットを装着するスペースが不足しているため，リンガルアーチで歯列を拡大して叢生を改善する．アーチの拡大により|3にブラケットを装着するスペースが確保できたら，該当部のワイヤーを切断してブラケットを装着し，その後，第一小臼歯を抜歯する．

6

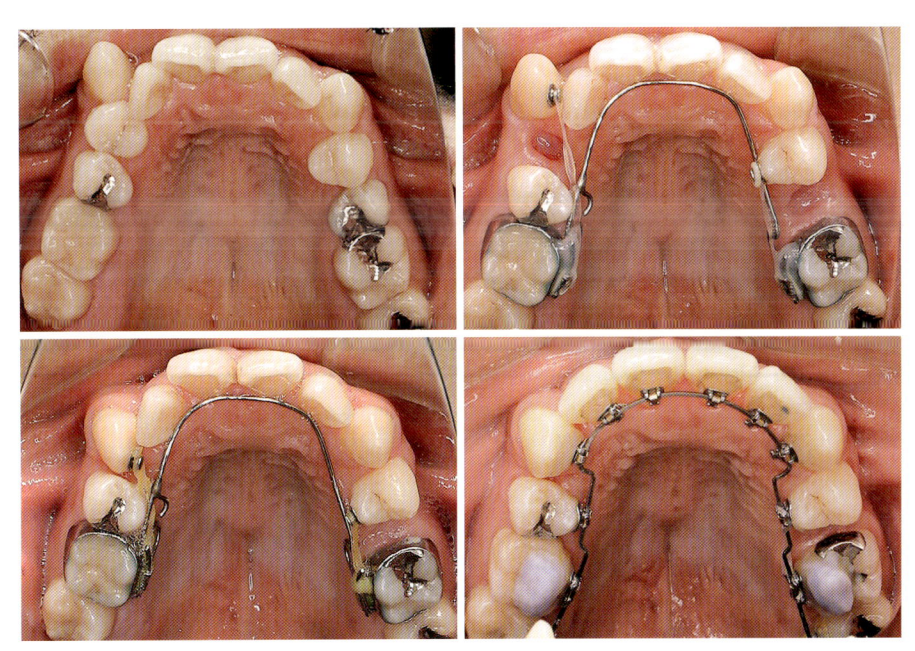

図 3-2 リンガルアーチによる叢生の改善

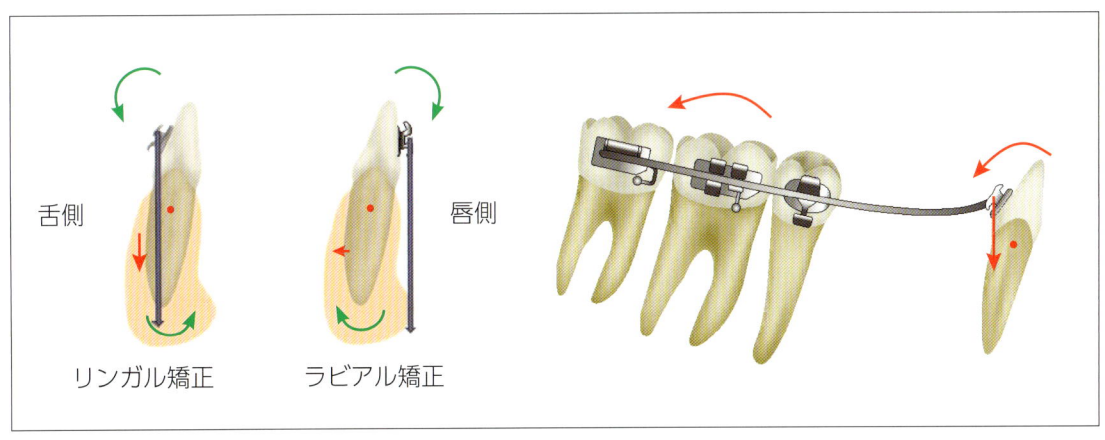

図 3-3 リンガル矯正の特徴
リンガル矯正ではブラケットが抵抗中心よりも舌側に位置するため，前歯レベリング時の圧下力によりリンガルクラウントルクがかかり，歯根は抵抗の小さい海綿骨の方向に動くため圧下されやすい．したがって，上顎から先に装置を装着して積極的に前歯を圧下した後で，下顎に装置を装着する．

ディープバイトの症例

ディープバイトの症例では，バイトプレーンが組み込まれているブラケット（Kurz 7th など）を上顎に装着すると，治療の初期段階から下顎前歯の切縁が上顎のバイトプレーンに接触し，臼歯の離開が生じます．この状態でレベリングを継続していくと，臼歯の挺出と前歯の圧下により効果的な咬合挙上を行うことができます（図 3-4）．

下顎前歯に咬合性外傷が生じないように，臼歯にレジンを築盛して咬合高径を維持し，前歯の圧下に合わせてレジンを削合します．

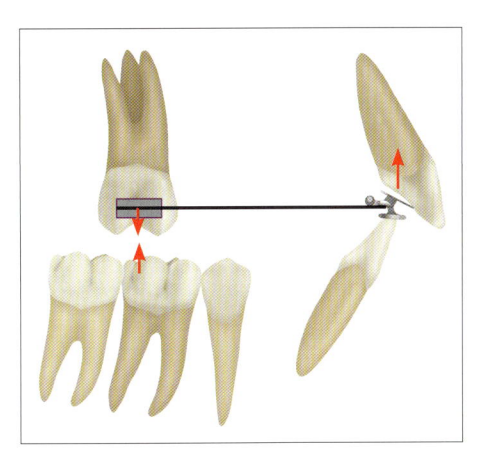

図 3-4 バイトプレーン効果による咬合挙上

治療のプランニングとアプローチの方法

治療のプランニングとアプローチの方法

QUESTION 4

歯列弓幅径の拡大の方法を教えてください

ANSWER

　矯正治療において歯列弓幅径の拡大は必要不可欠ですが，リンガル矯正の場合，メカニクス的に歯列弓幅径の拡大は不利です．

　前方拡大については，ストレートワイヤーの場合，NiTi系のラウンドワイヤーを長めに用いて小臼歯部にストップ部を設け，ワイヤーをたわませることによって若干の拡大を行ったり（図4-1），第一大臼歯の近心にオメガループを入れて拡大します（オメガループの位置を通常より遠心にもってくる，図4-2）．アクティブストップにより拡大する方法もあります（図4-3）．また，マッシュルームアーチワイヤーの場合は，アドバンスループを使って前方拡大を行います（図4-4）．

　側方拡大を行う場合は，クワドヘリックス，パラタルバーなどの拡大装置で十分な拡大を行ってからブラケットを装着すると，治療期間を短縮できます（図4-5）．ワイヤーのみで行う場合は，ステンレスやβ-チタンのレクトアンギュラーワイヤーを使用し，側方部の幅径を大きくして装着する方法があります．この場合，拡大にともなう歯のトルクコントロールに注意が必要です．

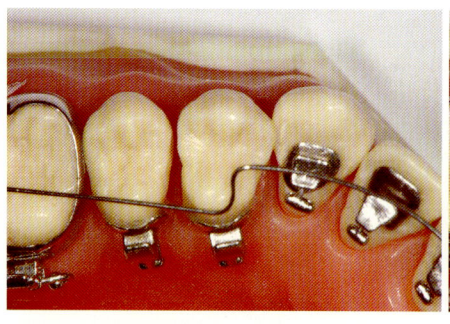

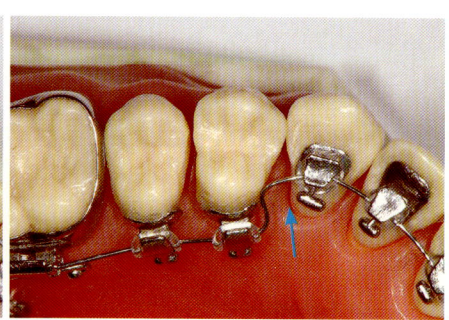

図4-1　小臼歯のインセット
左：NiTiワイヤーのインセット部を小臼歯の近心に設定する．
右：ワイヤーの先端部分を第一大臼歯のスロットに入れると，ワイヤーがたわんでいるのがわかる．ワイヤーのインセットベンドがストップになる．

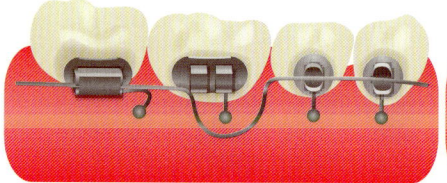

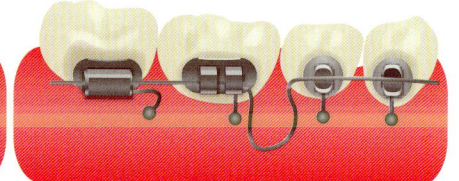

図4-2　第一大臼歯のオメガループ

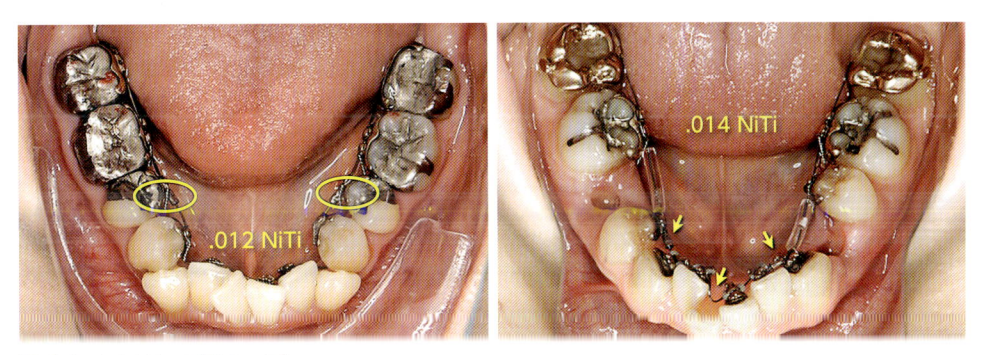

図 4-3　アクティブストップ
ラウンドワイヤーによって歯列弓を拡大するため，所定の位置より遠心（約1〜1.5mm）にチューブをかしめて結紮することにより，前方部の拡大やスペースの獲得が行える．

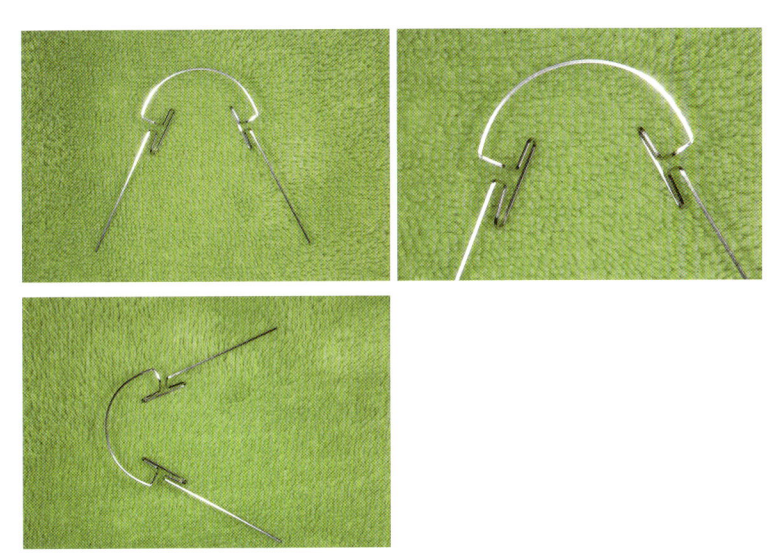

図 4-4　アドバンスループ
開いていたT字部の根元を閉じることによって，前方にアクチベートされる．

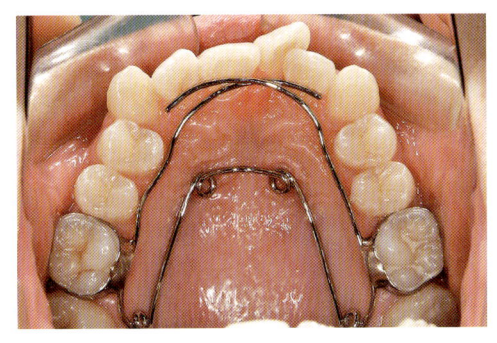

図 4-5　クワドヘリックスによる歯列弓幅径の拡大

治療のプランニングとアプローチの方法

QUESTION 5

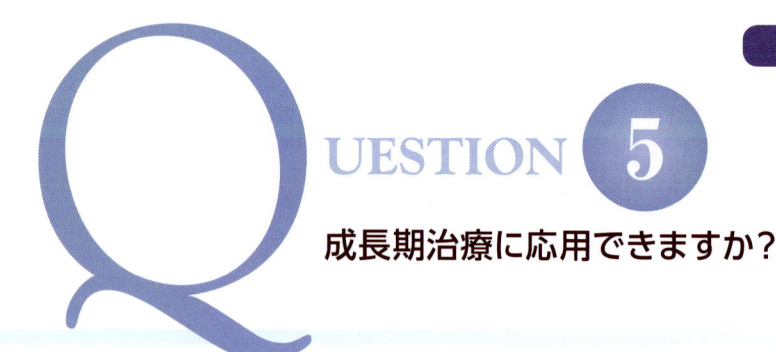

成長期治療に応用できますか？

ANSWER

　成長期にリンガル矯正を用いる治療例としては，セクショナルアーチによる永久歯の部分的な排列（図5-1, 2），2×4による咬合挙上，臼歯のアップライトなどが挙げられます．ラビアル矯正とのメカニクスの差異はあるものの（QUESTION ❷参照），上記のいずれもリンガル矯正での治療が可能です．

　しかしながら，トルクコントロールなどを考えれば，やはりセットアップ模型の製作は必要でしょうし，治療手順はラビアル矯正と比べて煩雑です．

　その一方，リンガル矯正では装置が舌側に装着されるためラビアル矯正よりも唾液の自浄作用が働き，カリエスリスクが軽減するという報告もあります（図5-3）．また，ラビアル矯正特有のブラケットによる口唇のプロファイルの変化や，スポーツや管楽器演奏時におけるブラケットの障害を回避できるという利点もあります（図5-4, 5）．

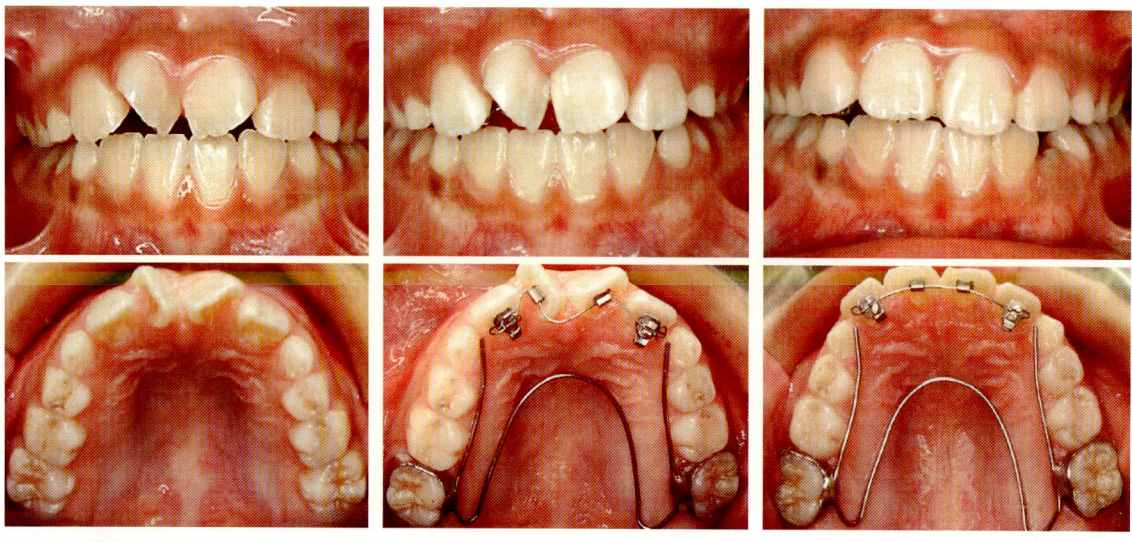

図5-1　混合歯列期にリンガル矯正を応用した症例①
左：初診時
中：上顎にリンガルブラケットとポーター型拡大装置を装着．前歯の排列と歯列の拡大を意図した．
右：装置装着4カ月経過時

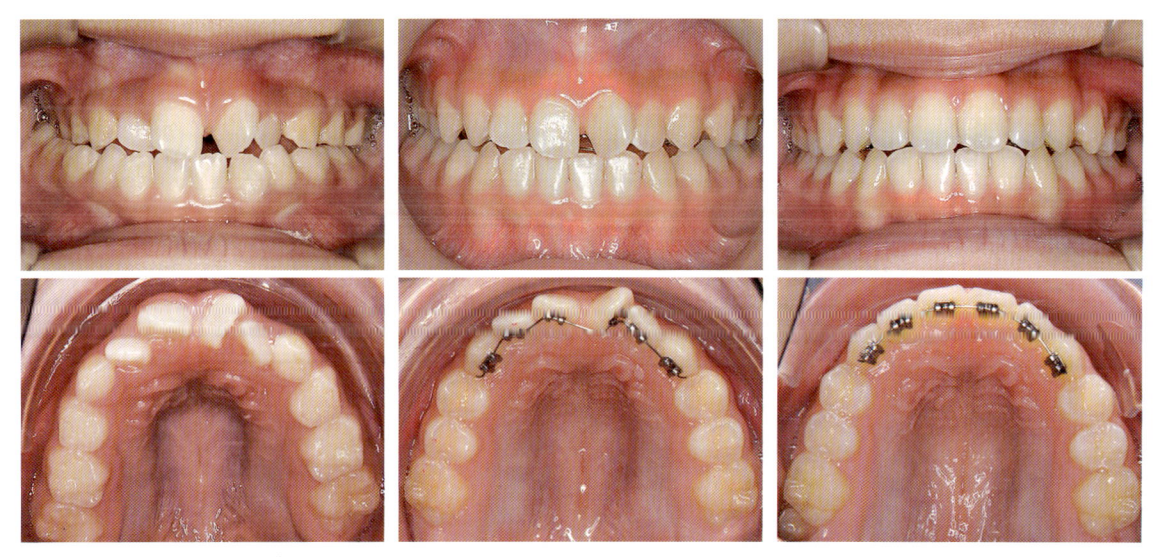

図 5-2　混合歯列期にリンガル矯正を応用した症例②
左：初診時
中：上顎にリンガルブラケットを装着
右：装置装着 4 カ月経過時

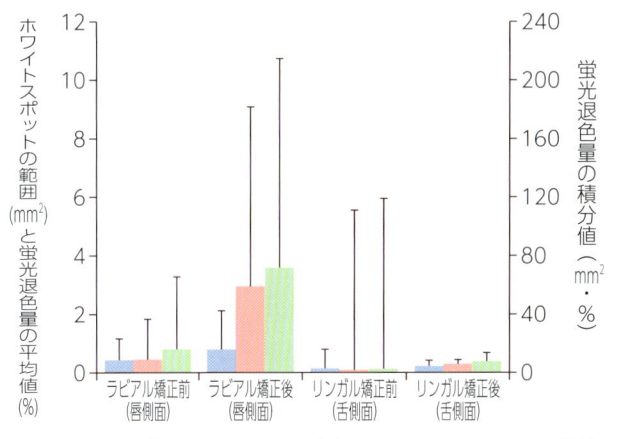

図 5-3　リンガル矯正とラビアル矯正でのカリエスリスクの比較
リンガル矯正においてはラビアル矯正と比較してホワイトスポットの数と面積が約 1/5 であったと報告されている.
(van der Veen, M.H., Attin, R., Schwestk-Polly, R., Wiechmann, D.：Caries outcomes after orthodontic treatment with fixed appliances：do lingual brackets make a difference? Eur. J. Oral Sci., 118：298-303, 2010. より)

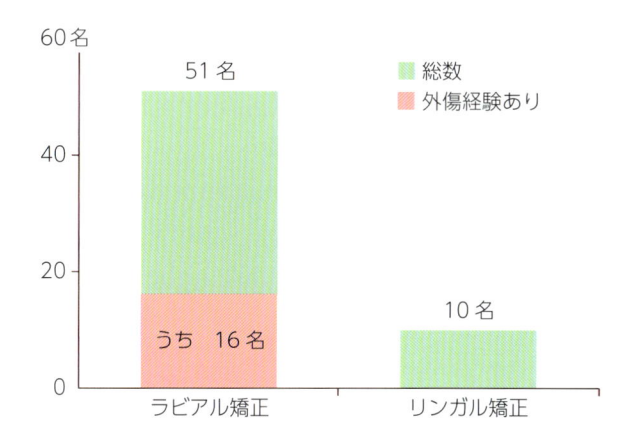

図 5-4　リンガル矯正とラビアル矯正での障害の比較
ラビアル矯正ではスポーツ時にブラケットが口唇にあたり外傷となるが，リンガル矯正ではまれである.
(Ishibashi et al.：Survey of sports-related orofacial trauma among athletes during orthodontic treatment. 22nd Annual Meeting of Japanese Academy of Sports Dentistry, 2011. より)

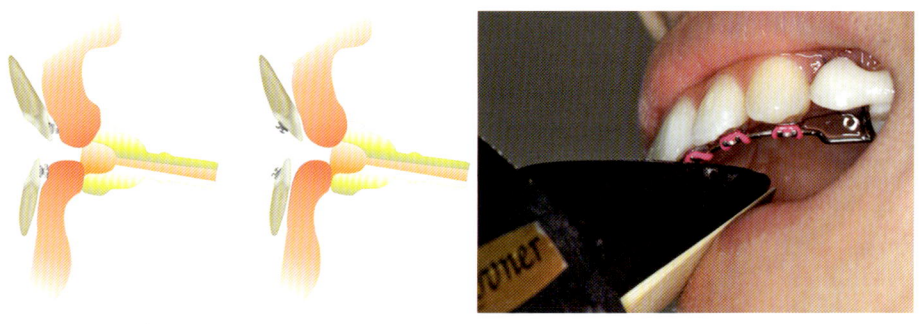

図 5-5　リンガル矯正とラビアル矯正での楽器演奏時の比較
ラビアル矯正では吹奏楽器の演奏時にブラケットが障害となることが多いが，リンガル矯正ではその可能性は非常に低い.

治療のプランニングとアプローチの方法　11

リンガル矯正のメリット・デメリット

QUESTION 6

リンガル矯正特有のメリットがあれば教えてください

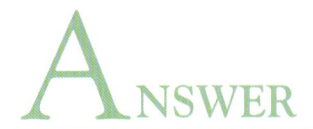

ANSWER

　リンガル矯正の特徴として，顎間ゴム（Ⅱ級ゴム）を用いて上顎歯列全体のアンマスリトラクションが可能なことが挙げられます．

　図6-1に示す症例はAngle Ⅱ級1類で，レベリング後，上下顎に.016×.016ステンレスワイヤーを装着し，Ⅱ級ゴムを1年2カ月使用しました（図6-2，そのうち2カ月はⅠ級関係確立後に夜間のみ使用）．すると，Thomas D. Creekmoreが提唱する「Torque in the slot plus torquing play effect」によりディスタルルートムーブメントが得られ，治療前後のセファログラムの重ね合わせでみると上顎中切歯はほぼ歯体移動しました（図6-3, 4）．

　上顎歯列全体の移動様式についてはPhotoelastic experimental modelを用いた実験系でないと解析できませんが，ラビアル矯正ではMEAWを使用しないと，この症例のような上顎歯列全体のアンマスリトラクションは得られません．

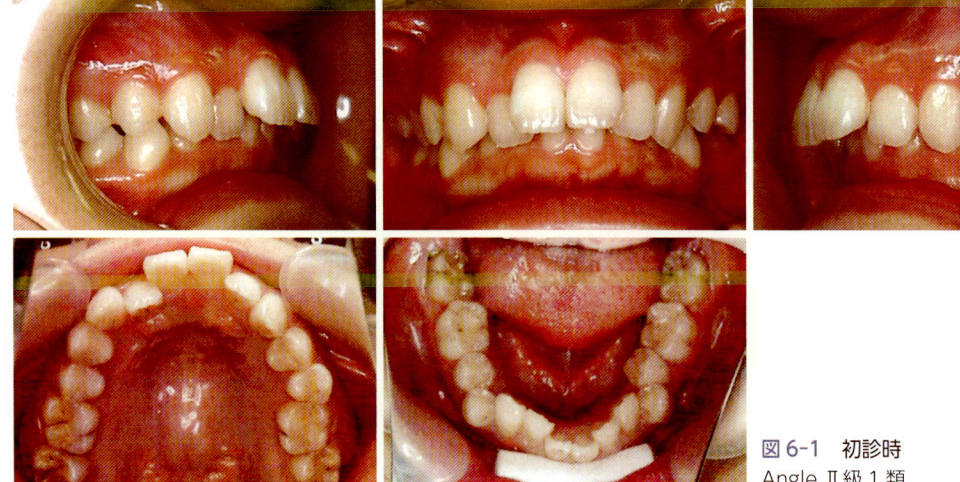

図6-1　初診時
Angle Ⅱ級1類

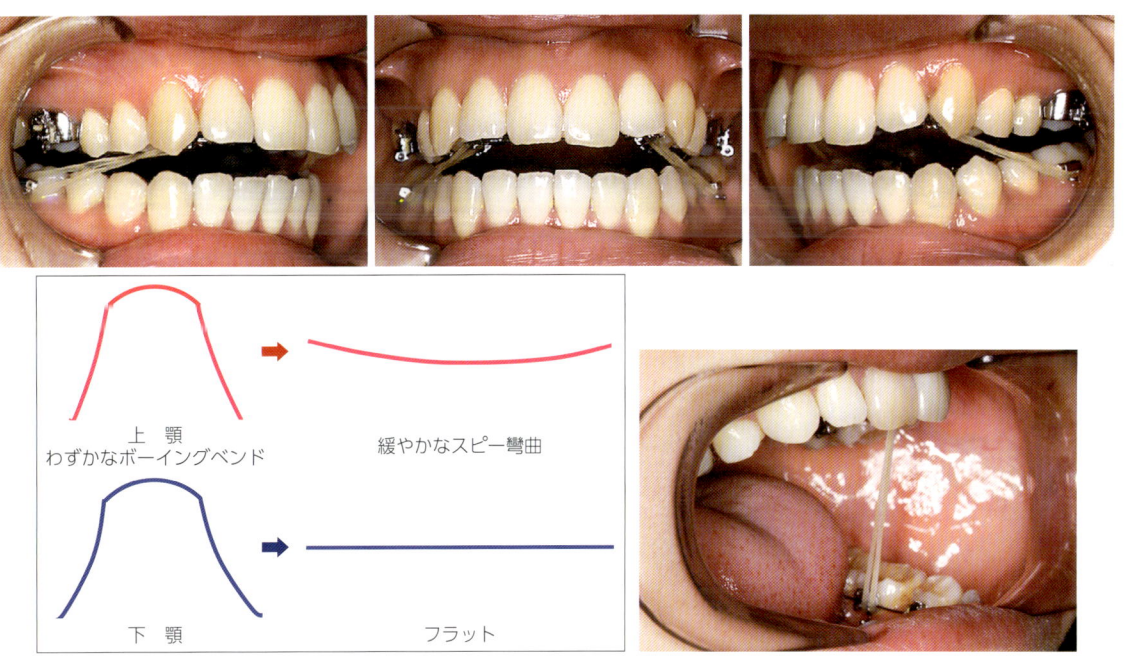

図 6-2　Ⅱ級ゴムによる治療

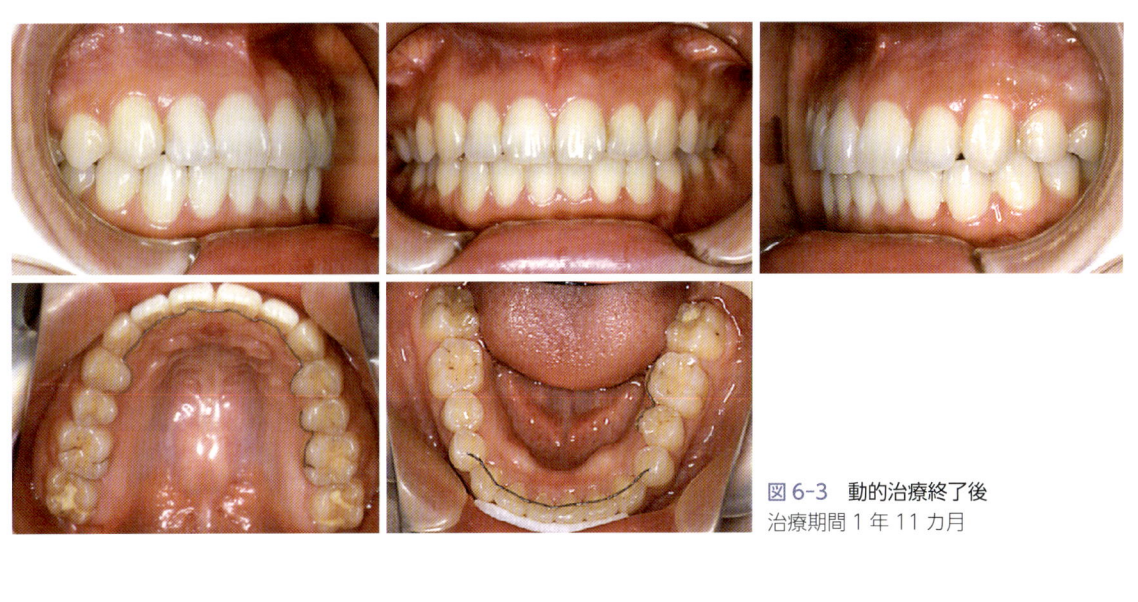

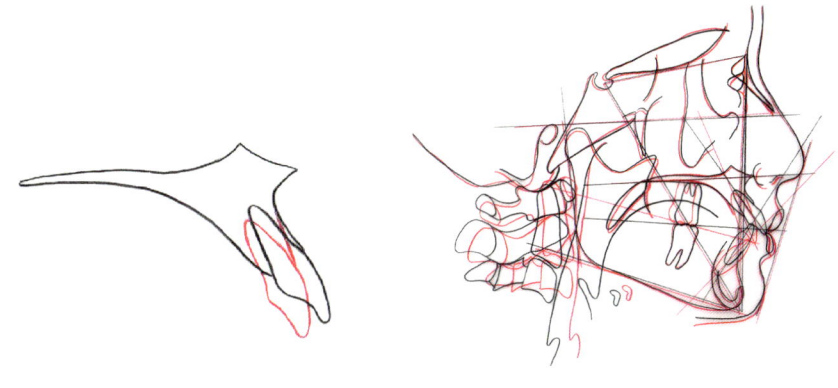

上　顎　　わずかなボーイングベンド　　→　　緩やかなスピー彎曲
下　顎　　　　　　　　　　　　　　　→　　フラット

図 6-3　動的治療終了後
治療期間 1 年 11 カ月

図 6-4　治療前後のセファログラムの重ね合わせ

リンガル矯正のメリット・デメリット

QUESTION 7

歯冠長の短い歯への対応

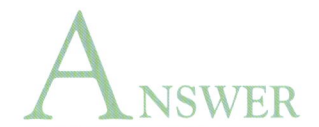

臨床的歯冠長が短い歯への対処法を教えてください

ANSWER

舌側の臨床的歯冠長が短いことが多いのは，下顎臼歯（特に小臼歯）および上下顎第二大臼歯です．

下顎臼歯への対応

下顎臼歯については機能咬頭が頬側咬頭であるため，図 7-1 のようにブラケットベース（レジンベース）を舌側咬頭を超えて延長することが可能であり，これによって十分な接着面積を獲得することが可能です．

Incognito では，ハーフオクルーザルパッドの利用も可能です（図 7-2）．

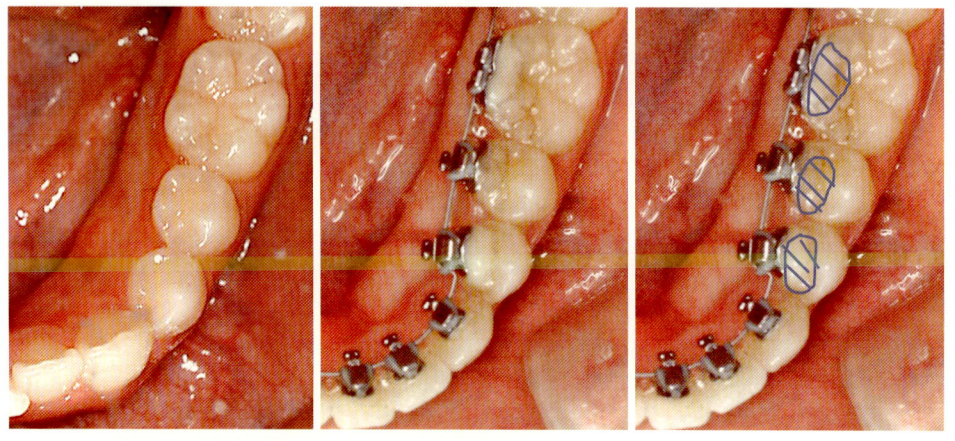

図 7-1 下顎第一・第二小臼歯，第一大臼歯の臨床的歯冠長が短い症例
非機能咬頭である舌側咬頭にレジンベースを延長している（右図斜線部）．

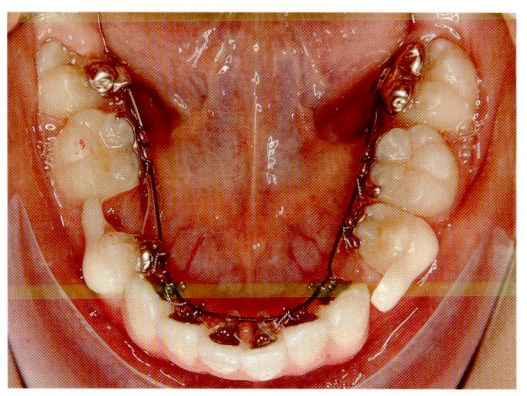

図 7-2 Incognito における対応
下顎第二大臼歯の臨床的歯冠長が短いため，ハーフオクルーザルパッドを使用した．

上下顎第二大臼歯への対応

　上顎第二大臼歯に関しては遠心舌側咬頭の臨床的歯冠長が不足していることが多く，この場合は小臼歯用のブラケットを近心舌側面に利用することにより接着が可能です（図7-3）．

　下顎第二大臼歯については，小型のチューブを使用することで対応できることも多いと考えられます．

　これ以外の対応として，第一大臼歯と第二大臼歯の頰側歯面にラビアルブラケットを接着し，セクショナルアーチを装着する方法が考えられます（図7-4）．

　その他に臨床的歯冠長の短い歯の歯頸部歯肉を切除する方法もありますが，ブラケットベースの適合不良や歯周組織に対する影響の点から第一選択とはいえないでしょう．

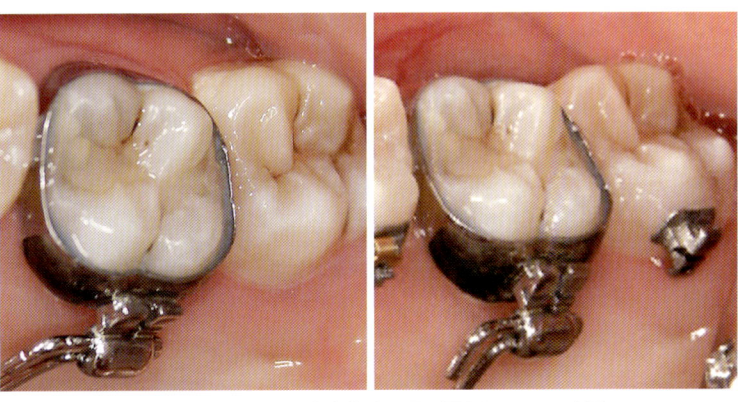

図7-3　上顎第二大臼歯遠心部の臨床的歯冠長が不足している症例
上顎第二大臼歯近心部に小臼歯用のブラケットを利用している．ラビアル矯正用のブラケットでもよい．

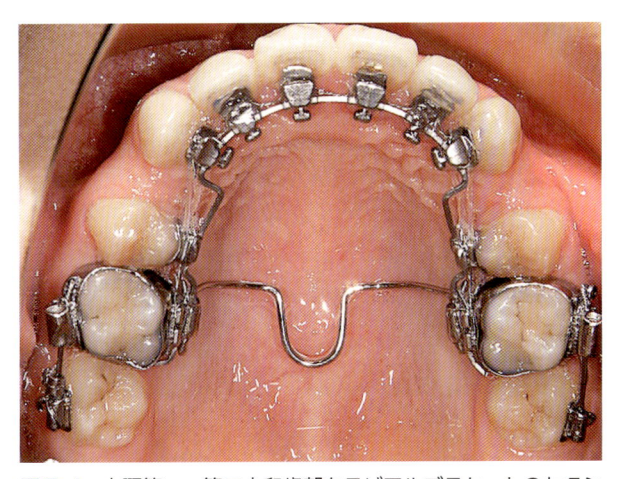

図7-4　上顎第一・第二大臼歯部をラビアルブラケットのセクショナルアーチでコントロールしている症例（クロスオーバーテクニック）

歯の形態修正

QUESTION 8

舌側面の形態修正（辺縁隆線，基底結節，切縁の咬耗箇所など）を行うためのポイントは？

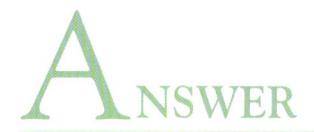

ANSWER

辺縁隆線と基底結節の形態修正

辺縁隆線の形態修正（削合）は，基本的にセットアップ模型の完成時にその箇所と量を決定します（図8-1, 2）．

基底結節は選択する装置により削合量も変わってきますので，ブラケットの形状に合わせて形態を決定します．

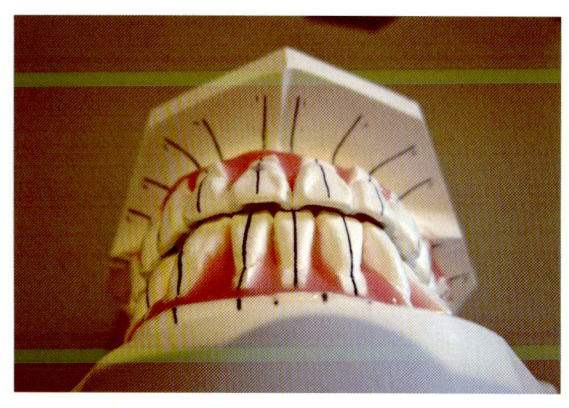

図8-1　セットアップ模型による辺縁隆線の厚みの確認
※下顎はスリーインサイザー

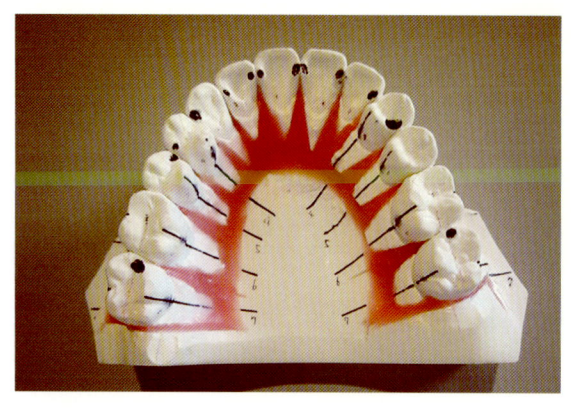

図8-2　マーキングと削合箇所の決定
辺縁隆線や隆起など早期接触が認められる部分を模型上で確認し，削合箇所を決定する．

切縁の咬耗箇所の調整
摩耗している量により対応も変化します．
① 大きく摩耗している場合には，レジンなどによる形態の回復をしてから各個トレーを作成するという手順がよいでしょう．
② 前歯など摩耗が小さい場合には，矯正治療終了時もしくはディテイリング時に審美性を考慮しながらコンタリング（輪郭修正法，図 8-3）などを行うことが，患者の満足度を向上させることにもつながります．

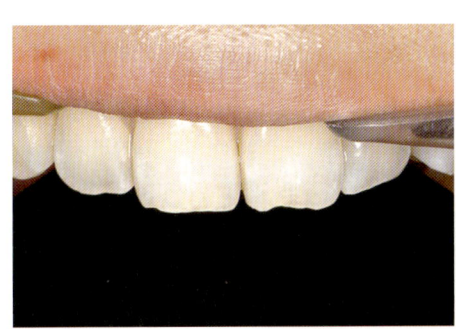

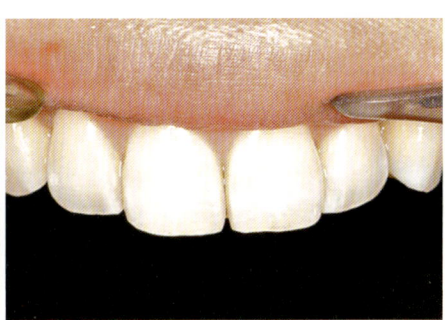

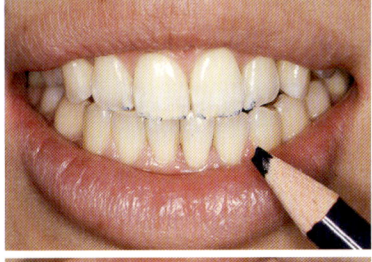

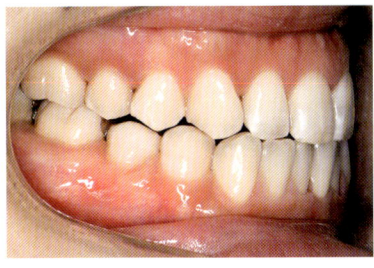

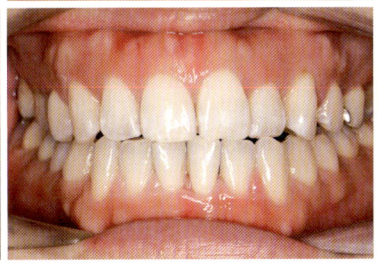

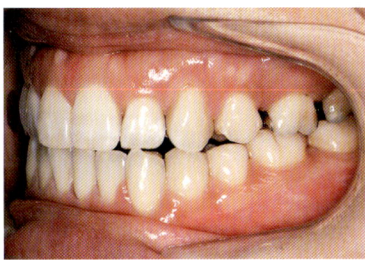

図 8-3　コンタリング
上：前歯部コンタリング前後の比較（左：コンタリング前，右：コンタリング後）
中：コンタリング部のマーキング
下：コンタリング後

セットアップ模型

QUESTION 9

セットアップ模型でのトルクのポイントや オーバーコレクションの量について教えてください

ANSWER

　リンガル矯正においては，各個トレーの製作を目的としたセットアップ模型の製作が必要になります．その際，ボーイングイフェクトや抜歯空隙への隣在歯の倒れ込みを防止するために，オーバーコレクションを組み込む工夫が考えられます．

　たとえば，AngleⅡ級1類のように上顎前歯の舌側移動を多く必要とする症例においては，上顎前歯にラビアルクラウントルクのオーバーコレクションを与えておくことがあります（図9-1）．しかし，このようにオーバーコレクションを与えることでブラケットポジションやブラケット間距離にも影響を及ぼすため（図9-2），症例によって与えるトルクやオーバーコレクションは変化させる必要があります．

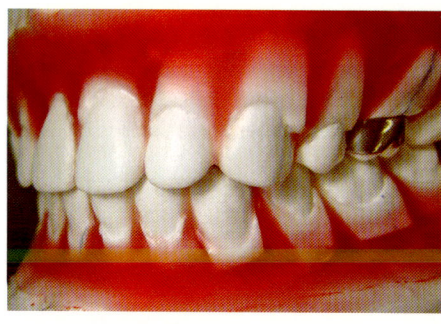

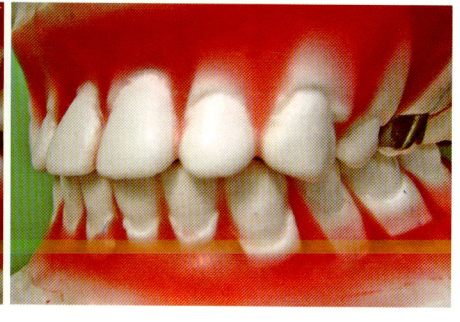

図9-1　オーバーコレクションの付与
左：理想的な治療ゴール．
右：前歯リトラクション時のボーイングイフェクトを防止するため，3+3 にラビアルクラウントルクのオーバーコレクションを付与した状態．

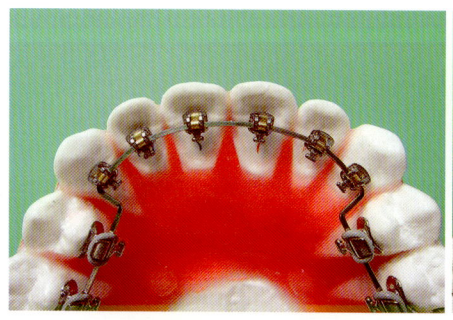

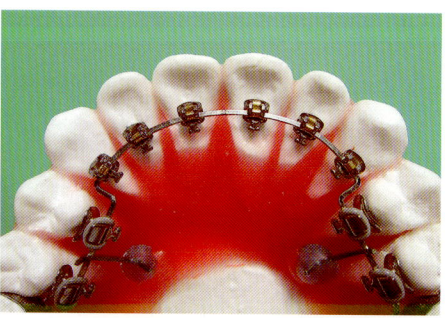

図9-2　ブラケットポジションの違い
左：理想的な治療ゴール．
右：3+3 にラビアルクラウントルクのオーバーコレクションを付与した状態．

臨床のヒント オーバートルクを入れると前歯のハイトも変化するので注意が必要です！

トルク 12°　　トルク 19°

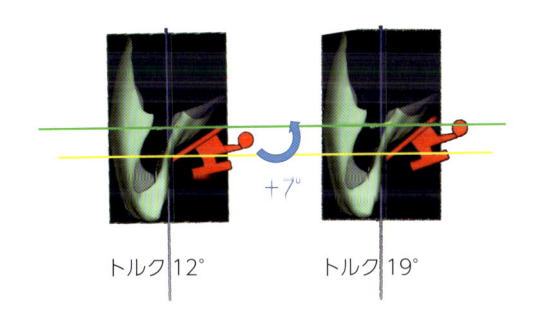

表9-1にトルクの与え方の例を示します．

なお，トルクをブラケットベースに与えても，治療の経過によってワイヤーにセカンドオーダーベンド，サードオーダーベンドを付与するなどの調整が必要であることを忘れてはいけません．

表9-1　代表的な治療法のトルクとアンギュレーション（°）

	上顎									下顎					
	1	2	3	4	5	6	7			1	2	3	4	5	6	7
トルク	14	5	-2	-7	-7	-9	-9	FILLION	No ext	0	0	-7	-12	-16	-25	-27
	24	5	0	/	-7	-4	-4		Extraction	5	5	-2	/	-16	-25	-27
	12	7	-2	-7	-7	-9	-9	SCUZZO TAKEMOTO	No ext	0	0	-7	-12	-16	-25	-27
	18	12	0	/	-7	-9	-9		Extraction	4	4	-7	/	-16	-25	-27
	7	3	-7	-7	-7	-9	-9	ANDREWS		-1	-1	-11	-17	-22	-30	-35
アンギュレーション	3	8	10	0	0	0	0	FILLION	No ext	2	4	6	0	0	0	0
	3	8	14	/	-5	-6	-6		Extraction	2	4	11	/	-5	-6	-6
	5	8	10	5	0	0	0	SCUZZO TAKEMOTO	No ext	2	4	6	0	0	0	0
	6	10	14	/	-6	-8	-10		Extraction	4	6	12	/	-6	-8	-10
	5	9	11	2	2	5	5	ANDREWS		2	2	5	2	2	2	2

表9-2　オーバーコレクションの例（°）

	3⏋	2⏋	1⏋	⏌1	⏌2	⏌3
トルク	0（-5）	14（0）	20（16）	20（18）	14（12）	0（0）
アンギュレーション	8（22）	7（12）	5（10）	5（10）	7（12）	8（25）

	3⌐	2⌐	1⌐	⌐1	⌐2	⌐3
トルク	0（-4）	8（-6）	8（-2）	8（-2）	8（-9）	0（-4）
アンギュレーション	5（9）	2（-8）	2（-5）	2（1）	2（-9）	5（14）

（株式会社アソ インターナショナル）

- （　）内の黒字がイニシャルのトルク，赤字がオーバーコレクションのトルクを示す．
- ⏌1を6mm後退させることを目標としている．
- 1mm後退させるごとに2°のオーバーコレクションを設定する必要がある．
- ⏌1を6mm後退させるためには，イニシャル18°+6mm×2°=30°のオーバーコレクションが必要ということになるが，臨床上，オーバーコレクションの上限は20°とされているため，表中では20°となっている．

ブラケット間距離

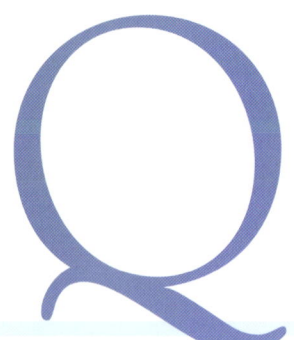

QUESTION 10

ブラケット間距離が短い場合の影響を教えてください

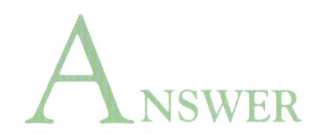

ANSWER

　一般的にワイヤーの長さが 1/2 になると，同じたわみを得るのに必要な力は 8 倍になります．つまり，ブラケット間距離が短いリンガル矯正では，ラビアル矯正に比べて過剰な力がかかりやすくなります（図 10-1, 2）．

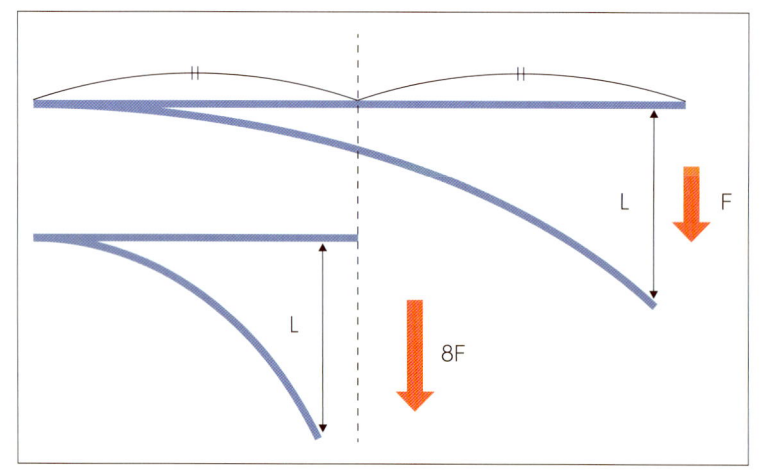

図 10-1　ブラケット間距離と矯正力の関係
ブラケット間距離が 1/2 になると，同じたわみを得るために 8 倍の力が必要になる．リンガル矯正ではラビアル矯正に比べてブラケット間距離が短くなるため，過剰な矯正力になりやすい．

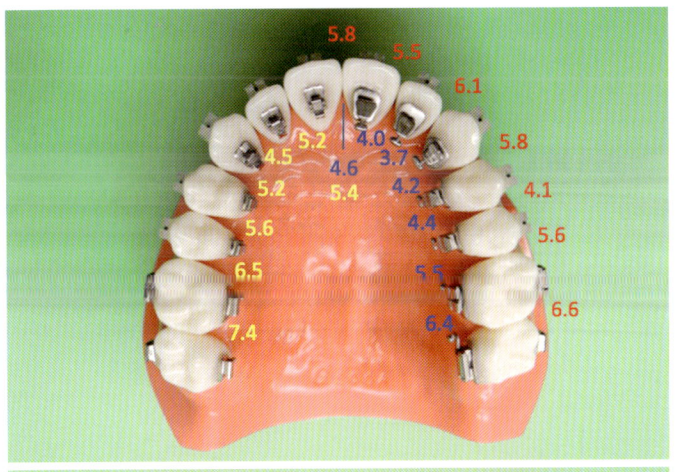

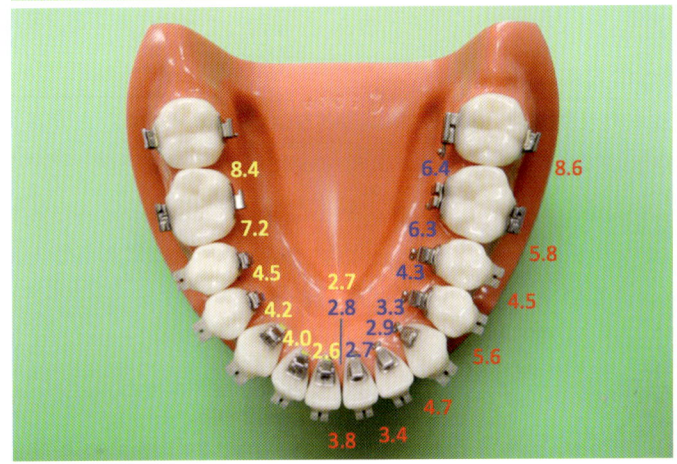

図 10-2　ラビアルブラケット（クリアティ；3M）とリンガルブラケット（青：Kurz, 黄：STb, いずれも Ormco）でのブラケット間距離の比較

　歯を目標とする位置に効率的に移動するためには，適正な矯正力を持続的に与える必要があるため，リンガル矯正ではラビアル矯正に比べて細いワイヤーを使用したり，超弾性のワイヤーを多用する必要があります．

　また，可能であればセットアップ模型を用いて各個トレーを製作する過程でブラケット間距離を大きくしておくことで，歯の移動に有利に働くと考えられます．この影響はレベリング時のみならず，トルクの発現にも関係します．

　なお，ブラケット間距離の拡大は，ブラケットポジションを切縁側にすることや小型のブラケットを使用することによっても可能ですが，それぞれにメリット，デメリットがあるので注意が必要です．

ブラケットの装着

QUESTION 11

ブラケットの装着（補綴歯への接着含む）と再装着について，おすすめの器材，工夫，ポイントがあれば教えてください

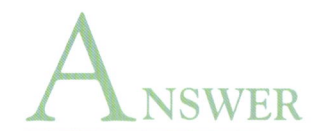

ANSWER

接着する歯面への対応

矯正後に補綴を行う場合は，インバーテッドダイヤモンドバーでアンダーカットを形成し，レジン充塡後にブラケット接着を行います（図11-1）．

場合によってはレジンを充塡せずにアンダーカットを利用して接着力を強めます．

ブラケットベースまたはレジンベースへの対応

刻みをいれて接着力を強めます（図11-2）．

補綴歯への対応

① 歯面清掃を行う．
② サンドブラスト処理により歯面への接着力を強める（図11-3, 4）．
③ プライマーを使用する（図11-5, 6）．

インバーテッドダイヤモンドバーで　　CRレジン充塡　　ブラケット装着
ホール形成

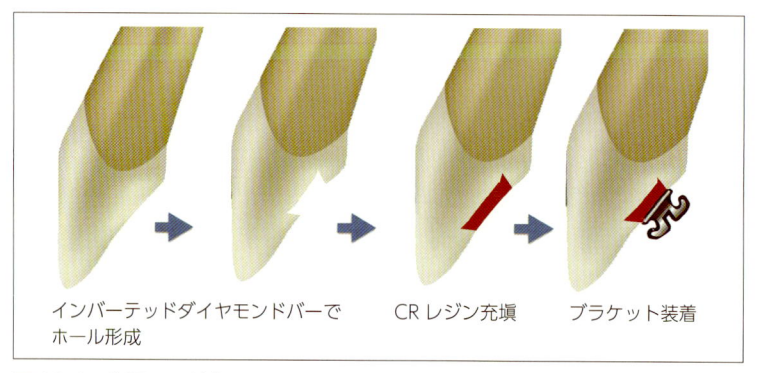

図11-1　歯面への対応

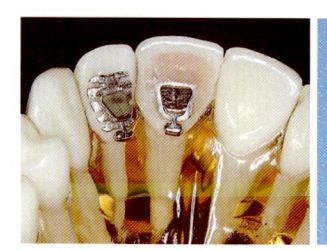

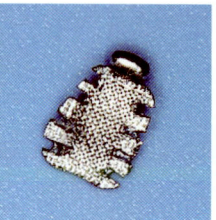

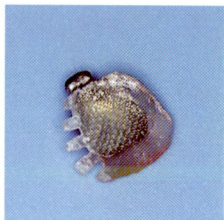

図11-2　ブラケットベース，レジンベースへの対応
刻みを入れる．

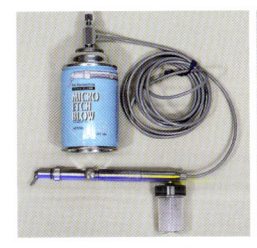

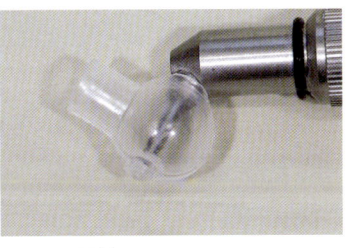

図 11-3　サンドブラスト処理用の器材
左：マイクロエッチブローキット（Danville，モリムラ）
右：サンドキャッチャー（Danville）：外部への粉末の飛散を防ぐ

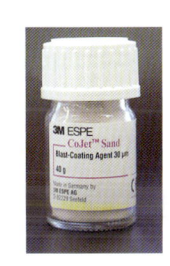

図 11-4　アルミナ研削材
コジェットサンド（3M）

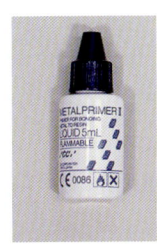

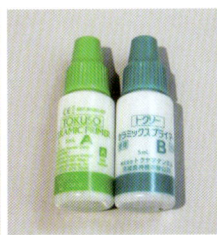

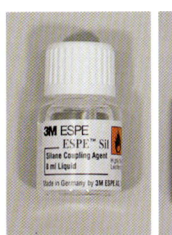

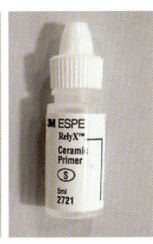

図 11-5　プライマー
左から，メタルプライマーⅡ（ジーシー），トクソーセラミックスプライマー（トクヤマデンタル），エスペジル（3M），リライエックス セラミックプライマー（3M）

図 11-6　接着材
スコッチボンド ユニバーサルアドヒーシブ（3M）

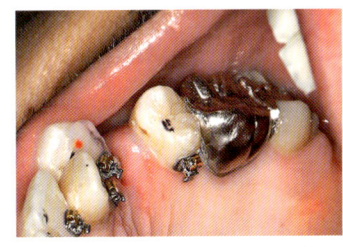

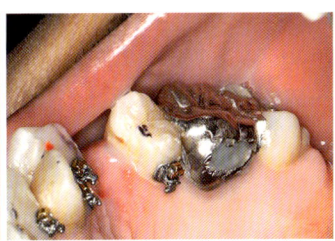

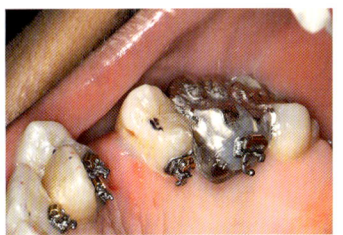

図 11-7　メタルクラウンへのボンディング
削合して窓枠をつくり，レジンを填入してコモンベースによりボンディングを行う．

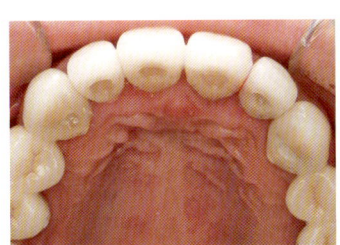

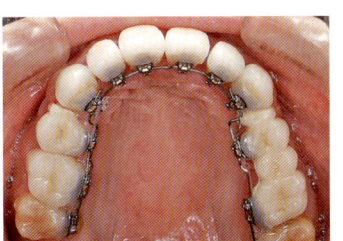

図 11-8　セラミックスへのボンディング

※より接着性を上げたい場合には，補綴部を削合して窓枠をつくり，その中にレジンを充填してボンディングを行います（図11-7, 8）．メタルへの接着の場合はこのほかに，メタル部をバーを使用して粗糙にした後にメタルプライマー（チオリン酸系メタクリレート）を使用して接着性の向上をはかる方法もあります．

再装着の場合

一般的に接着性が劣ってきます．

水，アルコール類，ほとんどの油脂をよく溶かすアセトンを使用して接着面をふき取ることで，再装着時の接着性が上がります．

ブラケットの装着 | 23

ブラケットの装着

QUESTION 12

ブラケットの脱落を可及的に少なくする方法や対応，工夫があれば教えてください

ANSWER

　基本的にはラビアル矯正と同じで，接着力を高めるために接着材のマニュアルに従い使用することになります．頰側歯冠長と舌側歯冠長の解剖学的な違いにより舌側のボンディングスペースのほうが狭いという違いはありますが，以下の点に留意しながらボンディングを行います．

① 接着面積を大きくする．

　ブラケットベースの面積を大きくします（図12-1）．

② 歯面に適切な処置を行う．

　サンドブラスト処理，プライマーの使用など，天然歯，補綴歯に適切な処置を行います（QUESTION ⓫参照）．防湿にも注意が必要です（図12-2）．

　天然歯においては，適切な歯面清掃，滲出液への対応，エッチングの範囲も重要です（図12-3）．

③ ブラケットベース面の処理を行う．

　使用するブラケットの種類によって異なります．ブラケットベースに刻みを入れるほか（QUESTION ⓫参照），サンドブラスト処理なども行います．

④ ブラケットの接着位置を考慮する．

　各個トレー製作時の調整になりますが，臼歯と上顎前歯は切縁側に位置するほど対合歯に当たりやすくなります．

　セットアップ模型上で前歯のブラケットと臼歯のブラケットに対し垂直的な段差を入れなければならない場合は，使用するワイヤーにセカンドオーダーベンドを付与します（図12-4）．

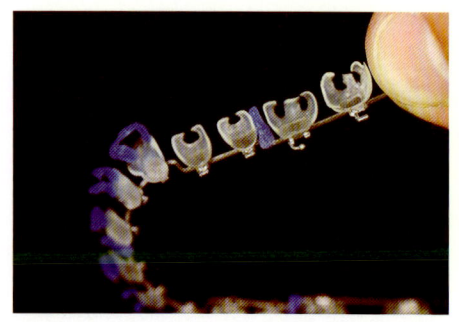

図12-1　ブラケットベースの拡大による接着

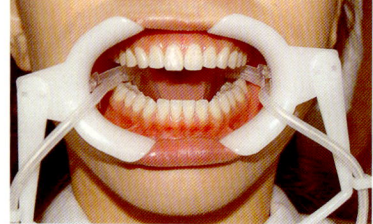

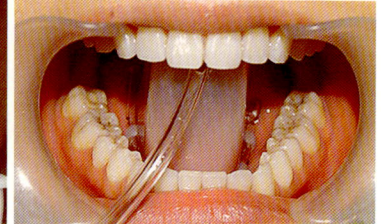

図12-2　防湿のための器具
左：ドライフィールドシステム（Nola，ロッキーマウンテンモリタ）
右：エバキュフィールド（G & H）
舌をカバーして唾液を排出する．

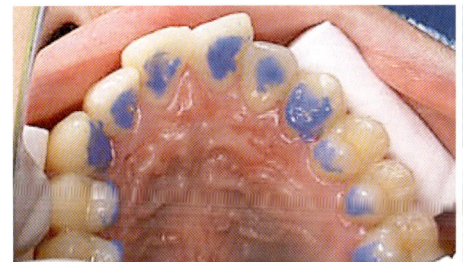

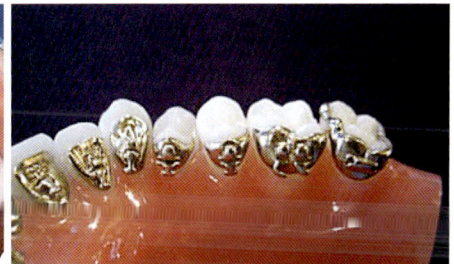

図 12-3　エッチングの範囲と接着

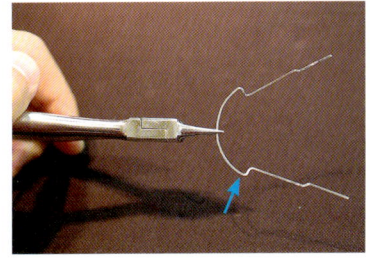

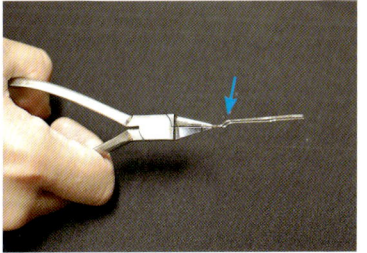

図 12-4　セカンドオーダーベンドの付与

図 12-5　各個トレー圧接時の照射

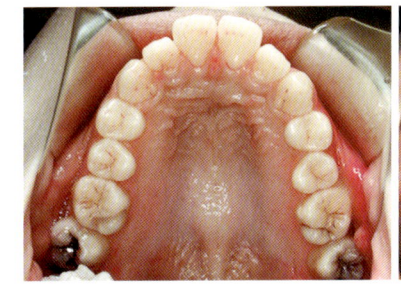

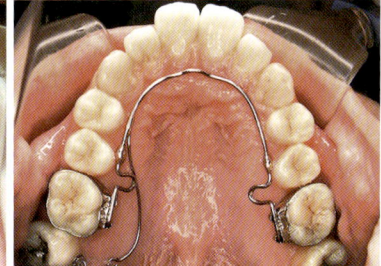

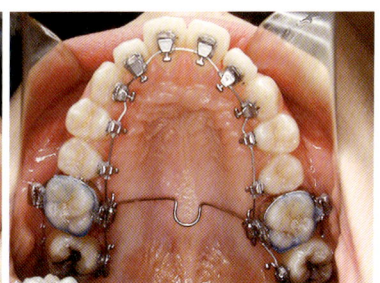

図 12-6　クロスバイトへの対応
リンガルアーチを用いてクロスバイトを是正する．

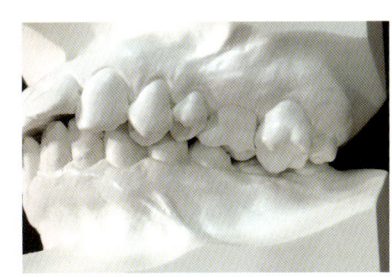

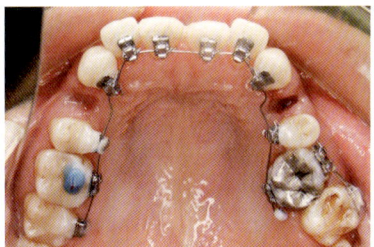

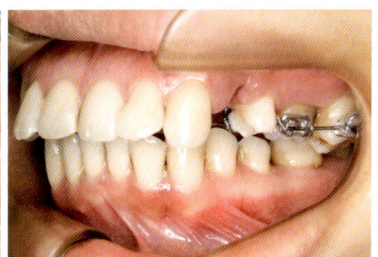

図 12-7　上顎第二大臼歯の著しい頰側転位への対応
セクショナルアーチを装着する．

⑤　各個トレー圧接時に滲出液が入らないようにする．

　レジンベース（レジンパッド）が大きいので歯頸側が歯肉溝に近くなります．圧接の圧を抜いたときに毛細管現象で滲出液が入り込むのを防ぐため，接着材を盛って歯面に当てたときに圧を加えたまま余剰レジンを除去し，照射します（図 12-5）．

⑥　術前の咬合様式に応じて装着の方法を変える．

　ディープバイトの症例では下顎から装着し，前歯部のバイトオープニングを行ってから上顎に装着したり，臼歯のクロスバイトの場合はリンガルアーチを用いたり，シザーズバイトなどで大臼歯が頰側転位している場合はセクショナルアーチで頰側にブラケットを装着して治療することもあります（図 12-6, 7）．

ブラケットの装着 | 25

ブラケットの装着

QUESTION 13

前歯にブラケットを装着する場合，叢生量が大きい場合も歯冠の中央に装着したほうがよいのでしょうか？

ANSWER

ラビアル矯正と同様，リンガル矯正でも原則的にはブラケットは歯冠の中央に装着します．しかし，レベリング開始時に歯冠の中央に装着できない場合は，以下の方法を選択します．

① 両側のブラケット間にオープンコイルを挿入してスペースをつくってから，歯冠の中央にブラケットを装着する（図13-1）．この方法は患者に違和感を与えやすいという欠点がある．

② 一時的に幅の狭いブラケット（2Dブラケットなど）を装着する（図13-2）．

③ アクティブストップ*やロカテッリスプリング**でスペースをつくってからブラケットを装着する（図13-3）．場合によっては，唇側から装置がみえることがある．

④ 歯冠の中央以外にブラケットを装着する（図13-4）．レベリングは早く行えるが，治療終盤で捻転が起こりやすく，改善が困難となる．

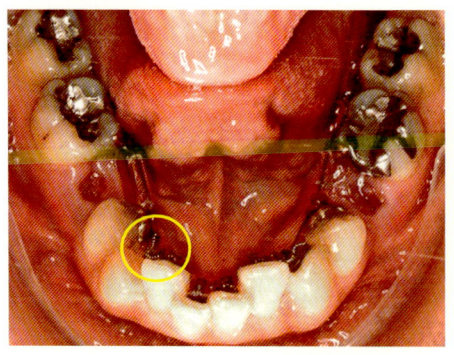

図13-1 オープンコイルを使用する方法

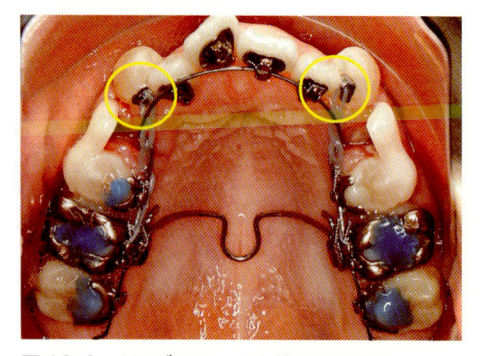

図13-2 2Dブラケットを使用する方法

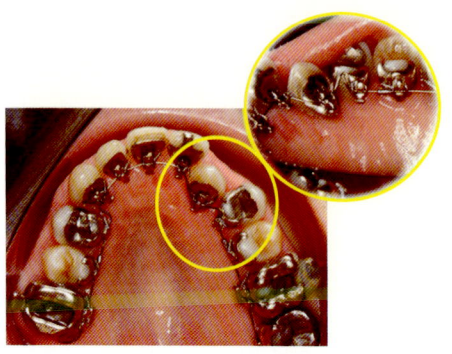

図13-3 アクティブストップを使用する方法

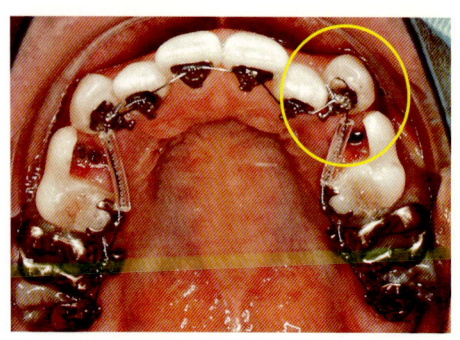

図13-4 歯冠の遠心にブラケットを装着する方法

臨床のヒント　これがおすすめのレベリング方法です！

叢生量が大きい場合のおすすめのレベリング方法を図 13-5 に示します．

叢生量が大きい場合，不用意に極細の超弾性ワイヤーで初期のレベリングを行うと，図 13-6 のようにフレアアウトしてしまいます．その結果，前歯の歯根に負荷がかかり歯根吸収が生じることもあります．また，治療期間も長くなります．

もし，レクトアンギュラーワイヤーがスロットに入りにくい場合には，アーチワイヤーを分断して使用します（図 13-7）．

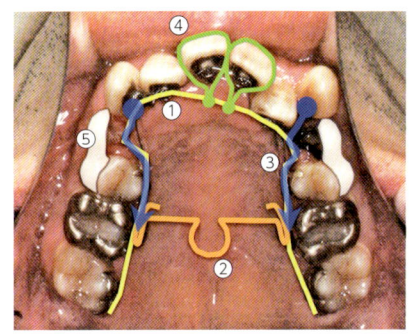

①.016×.022NiTi ワイヤー
②トランスパラタルアーチ
③パーシャルリトラクション
④O-Lasso***
⑤ダミー

図 13-5　叢生量が大きい場合のレベリングの方法
臼歯の固定源を失わずに叢生量分だけ犬歯のパーシャルリトラクションを行い，前歯のフレアアウトを防止するためにレクトアンギュラーワイヤーを使用する．

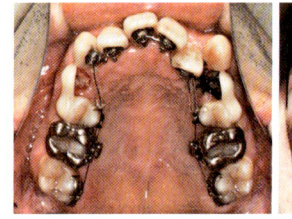

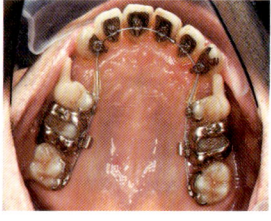

図 13-6　レベリング中のフレアアウト
極細の超弾性ワイヤーでレベリングを行うと，治療を長期化させ，前歯の根尖にも為害作用を与える．

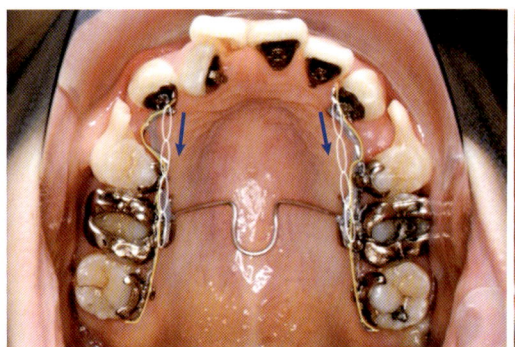

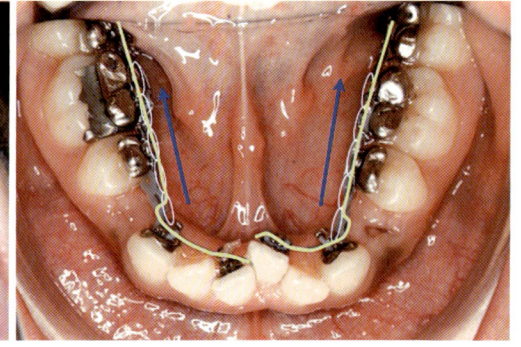

図 13-7　アーチワイヤーの分断
レクトアンギュラーワイヤーがスロットに入りにくい場合には，ワイヤーを分断してセクショナルワイヤーとして使用する．

アクティブストップ*　大臼歯もしくは小臼歯のブラケット近心にチューブをかしめることで，ワイヤー長を一定に保ちながらスペースの獲得を行う方法

ロカテッリスプリング**　頬側歯面に直接，たわませた状態のラウンドワイヤーをボンディングし，スペースの獲得を行う方法

O-Lasso***　先が丸い輪になった投げ縄の意．歯の結紮は不可能であるが歯を移動させる必要がある場合，エラストメトリックチェーンの最初のモジュールをアーチワイヤーに結紮し，二番目のモジュールを広げて歯冠の周囲に掛ける方法．叢生が重度でブラケットをボンディングできないときに特に役立つ．

QUESTION 14　ブラケットポジション

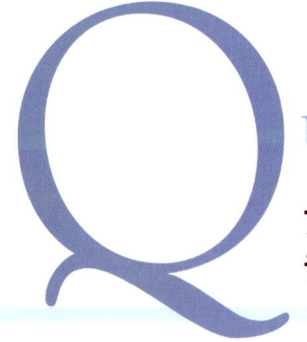

ブラケットポジションについて
ラビアル矯正との違いや対応があれば教えてください

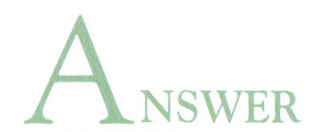

ANSWER

　ラビアル矯正でストレートワイヤーテクニックの場合，ブラケットポジションはFAポイントであったり，歯の切縁から何mm（ツイードテクニック）というように決まっています．

　しかし，リンガル矯正の場合には，決まった正しいブラケットポジションというものはありません．垂直的なポジションは力学的な観点から歯の抵抗中心になるべく近いのが理想ですが，実際は歯の舌側面形態に左右されることが多くなります．また，上顎側切歯および小臼歯は臨床的歯冠長が短いことが多く，必然的にブラケットポジションが決まってしまう場合も少なくありません（図14-1）．そのような場合は，ワイヤーベンディングを少なくするためにブラケットベース面をレジンなどで造成して対応するとよいでしょう（図14-2～4）．口腔衛生面を考慮すると，あまり歯頸側につけるとブラッシングがしにくくなりますが，ブラケットベース面にレジンを造成をすることを考えるとブラケットポジションは可能な限り歯頸側ということになります（図14-5, 6）．

　水平的なポジションは，歯のローテーションコントロールにおいて有利な中心が基本となりますが，これも歯の舌側面形態に左右されます（図14-7）．シャベル状切歯で辺縁隆線が大きい場合やカラベリー結節の場合は，事前に歯の形態修正などが必要な場合もあります．

> **臨床のヒント　ブラケット装着前に歯の形態修正が必要な場合があります！**

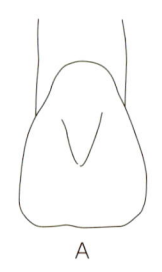

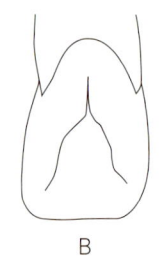

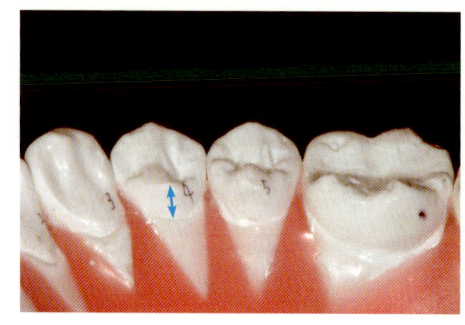

図14-1　歯の舌側面形態
A：棘突起　B：シャベル状切歯
歯の舌側面形態は解剖学的に複雑で，特に前歯ではさまざまな形態異常がみられる．また，下顎第一小臼歯の舌側咬頭は臨床的歯冠長が短い場合が多い．

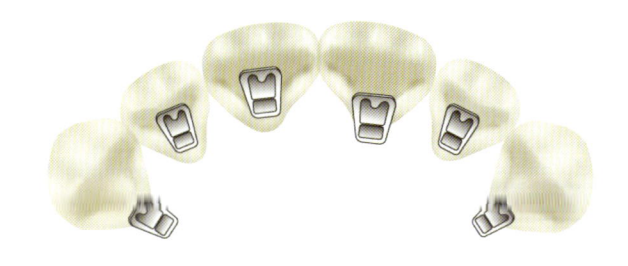

図 14-2　舌側面の厚みとブラケットポジショニング
舌側形態が多様であり，エナメル質の厚さにも個人差がある．

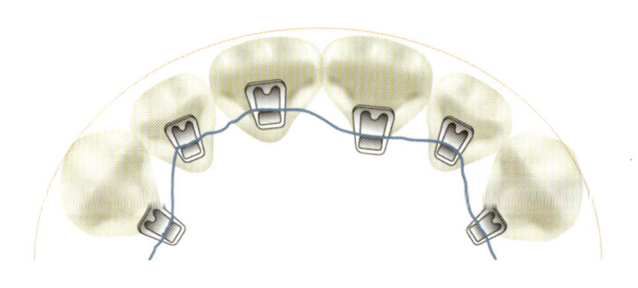

図 14-3　ダイレクトボンディングによるブラケットポジショニング
ワイヤーベンディングによる補正が必要となる．

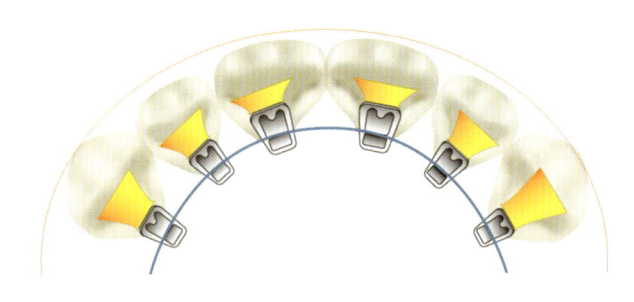

図 14-4　インダイレクトボンディングによるブラケットポジショニング
レジンによる厚みの調整が必要となる．

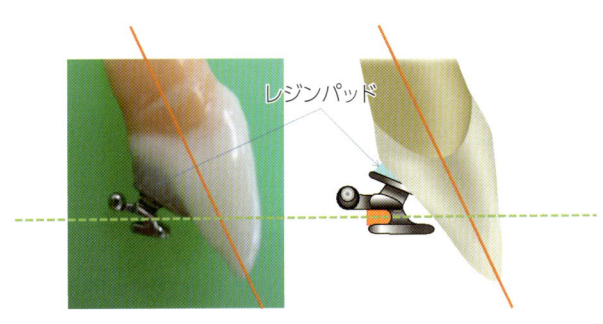

図 14-5　歯頸側への接着

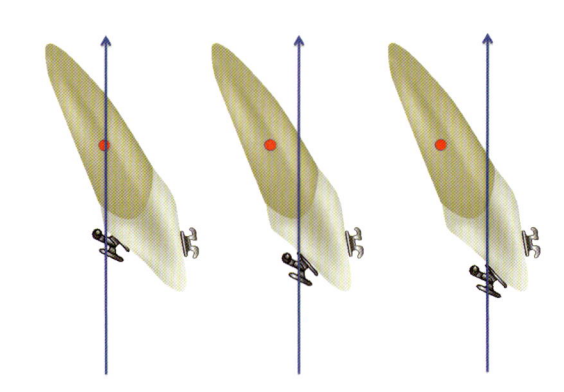

図 14-6　ブラケットポジションとトルクコントロール
ブラケットが切縁寄りに装着されると，トルクコントロールが難しくなる．

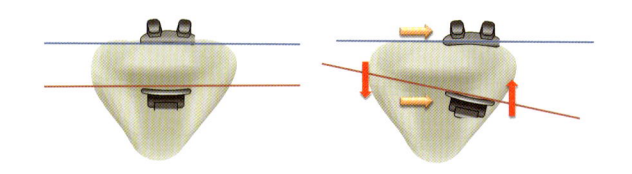

図 14-7　ラビアル矯正とリンガル矯正の違い
ラビアル矯正だとブラケットポジションが中心からずれても平行性を失いにくいが，リンガル矯正だと舌側面が複雑であるため平行性を失いやすい．その結果，捻転などを含めた唇舌的な問題を起こしやすいので注意する．

ブラケットポジション　29

装着後の影響

QUESTION 15
発音への影響や慣れるためのアプローチがあれば教えてください

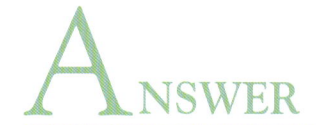

ANSWER

発音への影響と対策

　発音への影響は，上顎に装置を装着したときのほうが強く出ます．したがって，発音を気にする患者（話すことを職業とする患者）に対しては，反対咬合の場合を除いて通常，下顎からブラケットを装着します．舌は下顎の装置に対して敏感に反応するので，下顎の装置に慣れてしまえば滑舌への影響は少ないようです．滑舌は下顎に装置を装着してから1カ月くらいで良好になります．

　装置に慣れるための工夫として次の事項が挙げられます．
① 最初から第二大臼歯まで装着しない．
② 第一大臼歯のブラケット遠心のワイヤー処理を的確に行う．
③ ブラケットスパンの大きい部位（第一大臼歯 - 第二大臼歯間や抜歯部位）は，スリーブを通す（図15-1）．

　一方で，前歯のバイトが浅く，下顎歯列を拡大装置でアプローチする必要がある症例（図15-2）では，最初に上顎前歯のみにブラケットを装着し，発音に慣れてから上顎の後方歯に装着する方法もあります．

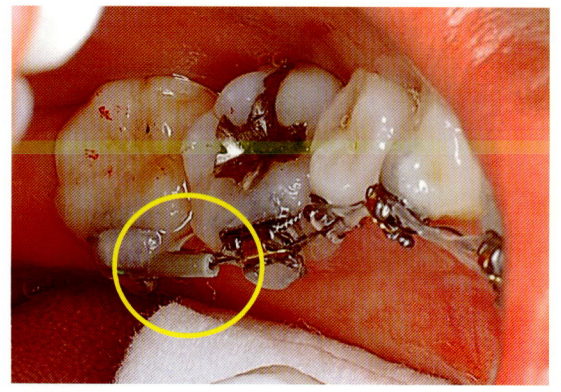

図15-1　スリーブの装着

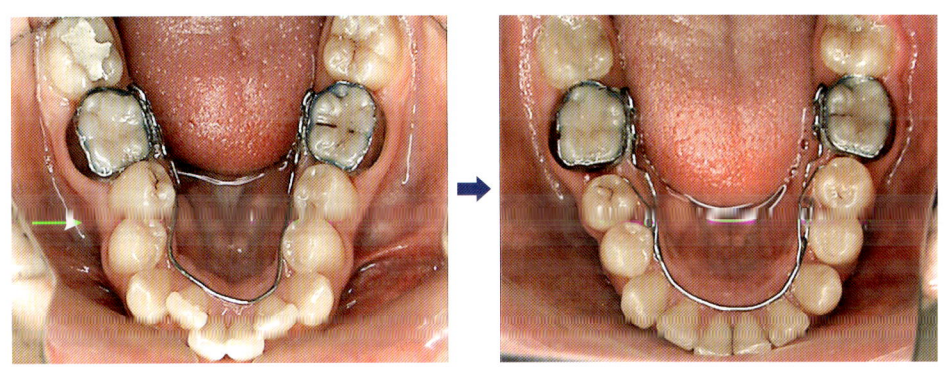

図 15-2　下顎歯列弓幅径の拡大

装置に慣れるためのアプローチの工夫

　装着後の違和感について，咬合挙上を行うと慣れるまでに時間がかかったというアンケート結果があります．咬合を挙上すると対合歯の影響を受けなくなるため叢生の改善がスムーズに行えるという利点はありますが，臼歯へのレジンの築盛による咬合挙上量をできるだけ少なくするためには，まず下顎前歯の叢生やスピー彎曲を是正して前歯の被蓋を改善した後に，上顎にブラケットを装着するとよいでしょう．

　また，舌の違和感として，下顎歯列の幅径が小さい場合や叢生が強い症例は，そのままブラケットを装着すると違和感が強くなるので，リンガルアーチなどで大まかに歯列形態を修正してから装着します（舌の痛みへの対応については，**QUESTION 58**参照）．

　このほか，舌突出癖のある患者は装着前に MFT を行うことや（図 15-3），食いしばり癖のある患者を見極めるために硬組織だけでなく軟組織をみるということも大切です．

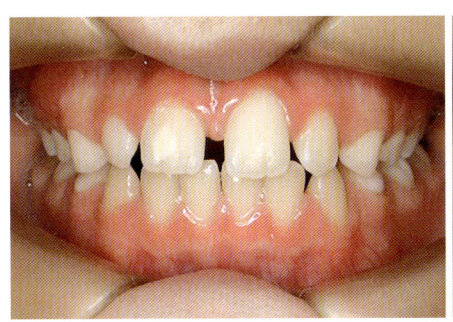

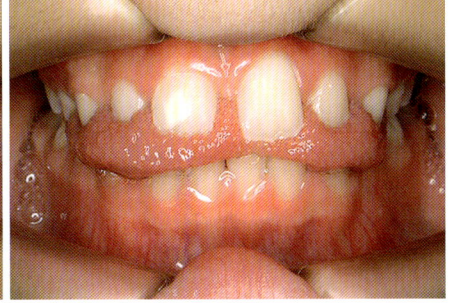

図 15-3　舌突出癖

装着後の影響　31

歯周組織への影響

QUESTION 16

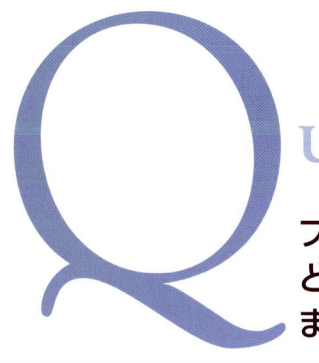

ブラックトライアングルや歯肉退縮などが生じた場合には
どのように対応していますか？
また，患者への説明の方法についても教えてください

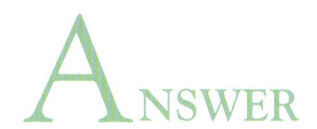

ANSWER

ブラックトライアングル

　原因としては，矯正治療の過程で生じる歯肉退縮，歯の形態による鼓形空隙，歯軸傾斜の不備などが考えられます．

　対処法は次のとおりです．

① インタープロキシマルリダクション（IPR）を行う．

　　歯冠部をエナメル質の範囲内で削合し，空隙を閉鎖します（図16-1）．このとき，削り過ぎによる隙間をつくらないように注意が必要です．コンタクトポイントが歯頸側に移動してブラックトライアングルが解消しますが，歯の形態によって削合の量や削合の方法を調節することが大切です．

② 補綴・修復処置を行う．

　　印象採得をして技工操作によりシェードを合わせた修復物を製作したり，チェアサイドでレジン充塡をして形態を付与する方法があります．

　　なお，歯軸の状態によって切縁側に気になるスペースがある場合，歯軸を修正（歯冠形態のコンタリング）しようとしてブラックトライアングルができる場合があります．したがって，その場合は事前に予測を行い，切縁側のスペースとブラックトライアングルができないように対応します（図16-2）．

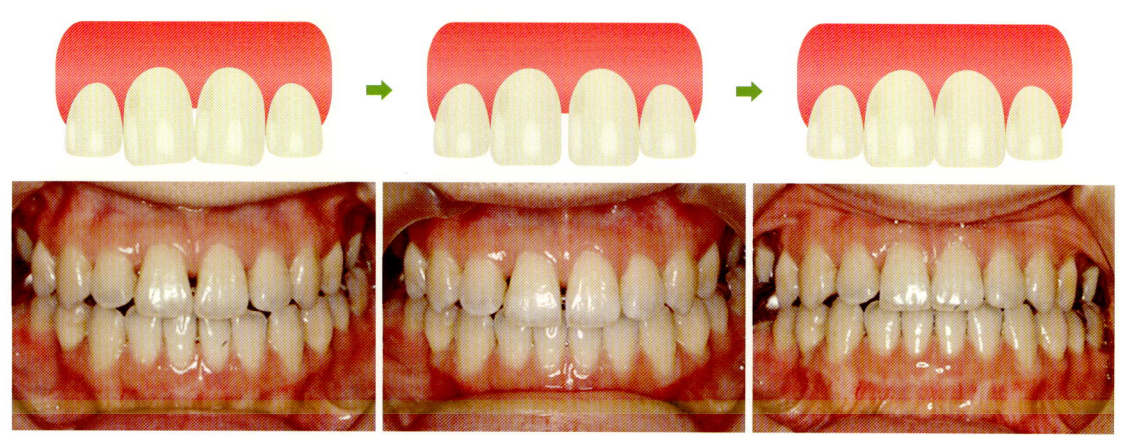

図16-1　インタープロキシマルリダクション
歯冠をエナメル質の範囲で削合し，コンタクトポイントを歯頸側に移動させる．

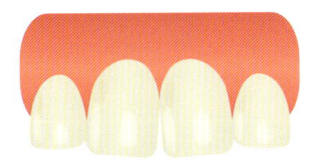

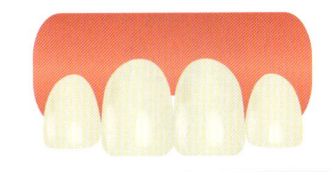

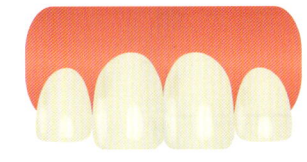

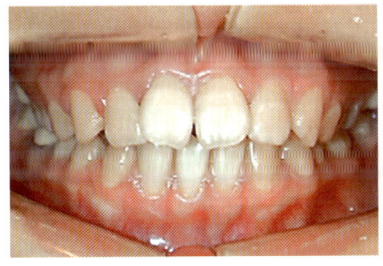

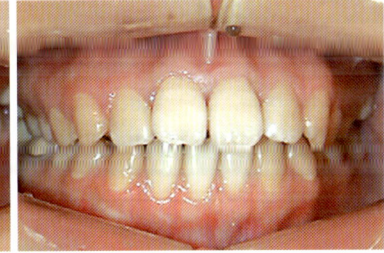

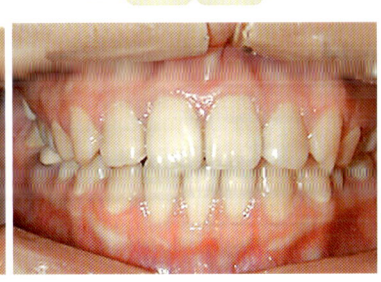

図 16-2　歯冠形態のコンタリング
上：歯冠の形態，歯軸の傾斜，切縁の鼓形空隙との相互関係に注意し，削合する前に事前予測のもとで行うことが大切である．
下：歯軸の改善（歯冠形態のコンタリング）によってできてしまうブラックトライアングルをインタープロキシマルリダクションで改善する（下顎はスリーインサイザーなので正中はあわない）．

歯肉退縮

　原因としては，トルクコントロールの不足，頰側への拡大，皮質骨への接触，大臼歯の過度の傾斜移動などが考えられます．
　対処法は次のとおりです．
① 歯周外科処置を行う．
② ブラッシング指導を行う．
③ 歯軸のトルクコントロールを行う．
　　唇側の骨が薄い場合には歯肉退縮が生じやすいので，過度の歯軸の整直は避けます．
④ インタープロキシマルリダクションによってコンタクトポイントを変える．
　　歯槽骨頂からコンタクトポイントまでの距離が大きいと歯肉の退縮が生じやすいので，コンタクトポイントを歯頸側に移動させることで歯肉の退縮を軽減できます．

患者への説明の方法

　まず矯正治療の前に，ブラックトライアングルや歯肉退縮に対する説明を十分に行っておくことが必要です．個々の歯の形態や歯肉の厚み，不適切なブラッシングなども原因となるため，矯正治療をするうえで生じうる可能性を伝えておくことが大切です．
　生じてしまった結果に対しては可能な対処法を真摯に説明し，理解を得たうえで希望する対応または適切な対応をします．ときには歯周外科処置も対応の一つと考え，矯正治療中または治療後に適切な歯科医師に紹介することも大切です．

早期接触

QUESTION 17

ブラケットによる早期接触にはどのように対処したらよいか教えてください

ANSWER

　リンガル矯正では，まず治療前にセットアップ模型を製作し，それを用いてアイディアルアーチを曲げ，ブラケットポジションを決定して個々の歯のトルク，アンギュレーションの情報が組み込まれたブラケットベースを製作します．そして，ブラケットベースと一体となったブラケットを，各個トレーを用いて装着します（インダイレクトボンディング法）．ブラケットポジションを決定する際にはセットアップ模型上で対合歯と干渉しないようにしますが，これを治療開始時の歯に装着すると上顎前歯などに早期接触を起こすことがあります（図17-1）．

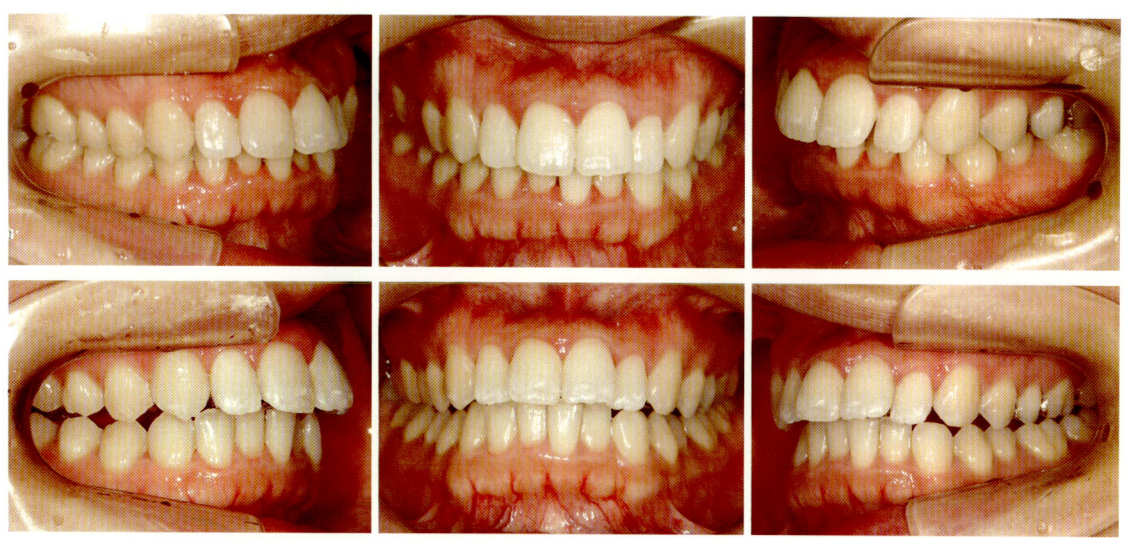

図17-1　ブラケット装着時の早期接触
上：初診時
下：上顎装置装着時

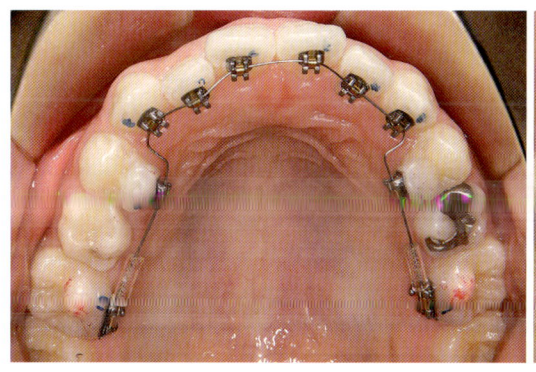

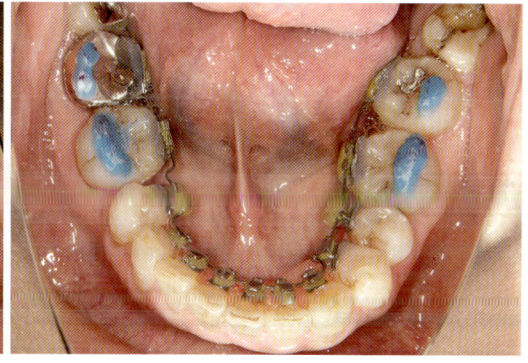

図 17-2　咬合挙上
ブラケットに早期接触が起こったため，臼歯にレジンを盛って咬合挙上を行った（それぞれ別症例）．

臨床のヒント

ブラケットの早期接触にはブラケットの削合や咬合挙上で対応します！

　対処法として，早期接触の程度が軽い場合はブラケットの一部を削合します．また，早期接触により臼歯が極端に離開するような場合は，臼歯の咬合面にセメントやレジンを盛って咬合挙上を行い，咬合調整を行います．咬合挙上は，ブラケット装着済みの片顎で第二小臼歯〜第二大臼歯を状態によって選択し，その機能咬頭に対して行います．必要以上に咬合挙上を行うと垂直的な顎位の変化のみならず水平的な変化を起こすため，挙上量は必要最低限にする必要があります（図17-2）．また，長期にわたってセメントもしくはレジンが築造されていると，咬合力により当該歯が徐々に圧下されてしまうこともあるので，必要がなくなったら早めに除去すべきと考えます．

　このほか，下顎から先にブラケットを装着して下顎臼歯のアップライトをはかり，咬合挙上した後に上顎にブラケットを装着する方法もあります．

　治療途中でも歯の移動に伴い早期接触を起こすことはよくありますが，その都度，装置を削合し調整していきます．このときは習慣性の咬合位にとらわれずに，常に中心位での咬合に注意しておくことが重要です．

QUESTION 18 ブラケット脱落時の対応

ブラケット脱落から再装着までの間に歯のポジションが変化しないようにする方法は？

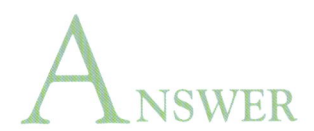

ANSWER

　ブラケットの脱落が生じると，通常，患者は急患で来院されます．アポイントの時間に余裕があれば，そのときに再装着するのが一番望ましいのですが，もしも時間の余裕がない場合は，可及的に自然な歯の移動（もしくは後戻り）が起こらないように歯を固定し，当該箇所に再度ブラケットベースがカスタマイズされた各個トレーを製作する必要があります．

　そのためには次のような対応が必要です．

① ブラケットが脱落した歯冠部の唇側から，.008～.009 リガチャーワイヤーでメインのワイヤーを結紮して固定する．このとき，テンションをかけないように注意する．

② リガチャーワイヤーの空間部に仮封剤を充填する．即時重合型のデュラシール（図18-1）や光重合型のエバダイン（図18-2）がある．

③ ワイヤーを包み込むように歯と仮固定することで歯のポジションが変化しないようにする（図18-3）．

　仮のブラケットを装着することも可能ですが，歯が移動する可能性やコスト，チェアタイムがかかる欠点があります．

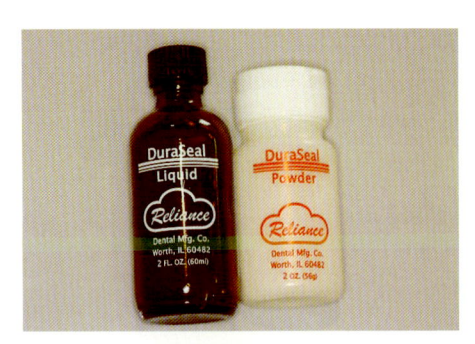

図18-1　即時重合型仮封剤
デュラシール（茂久田商会）

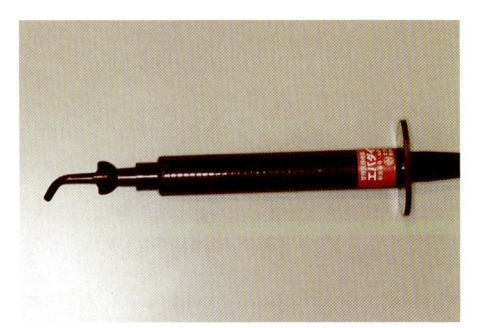

図18-2　光重合型仮封剤
エバダイン（ネオ製薬工業）

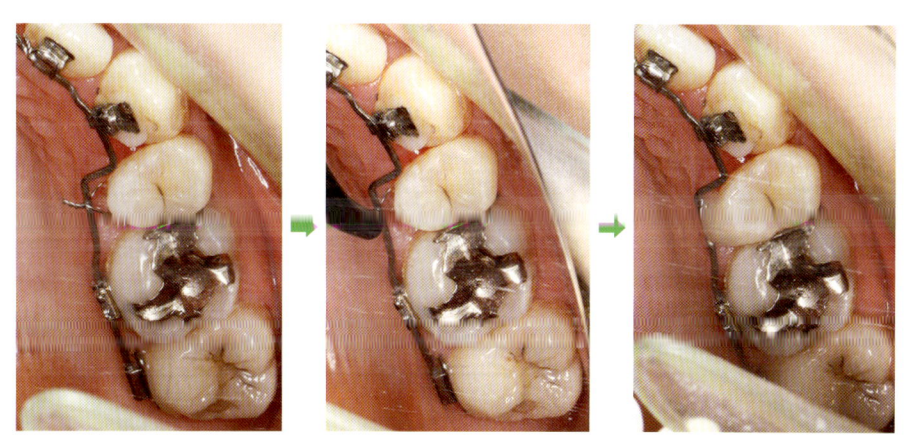

図 18-3　リガチャーワイヤーと仮封剤による固定

リンガル矯正におけるブラケット脱落の調査例

　最近の数年間でリンガル矯正を行なって治療を終了した患者 42 名（男性 7 名，女性 35 名）を対照に，脱落回数と脱落部位について調査を行った．

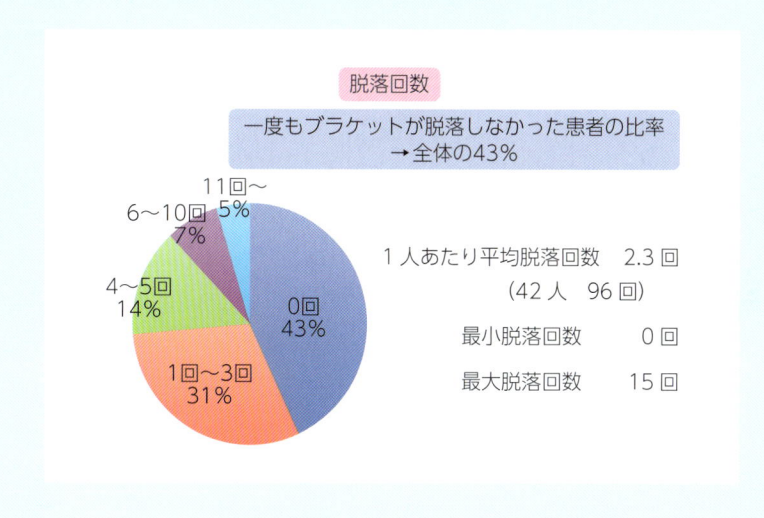

脱落回数

一度もブラケットが脱落しなかった患者の比率
→全体の43％

- 0回　43％
- 1回〜3回　31％
- 4〜5回　14％
- 6〜10回　7％
- 11回〜　5％

1人あたり平均脱落回数　2.3 回
（42人　96回）
最小脱落回数　0 回
最大脱落回数　15 回

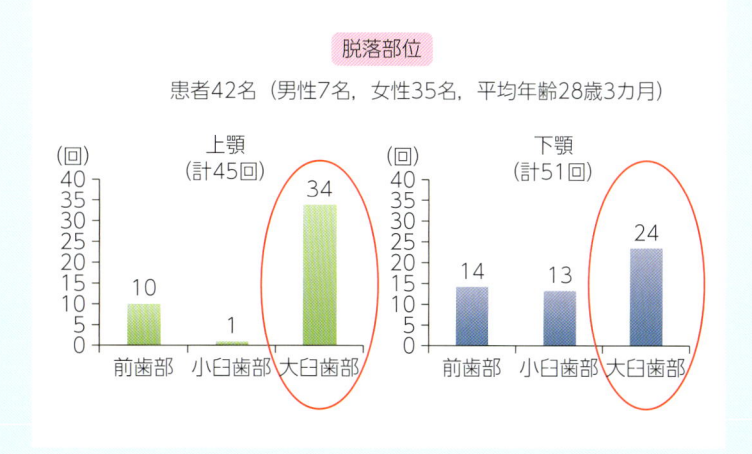

脱落部位

患者42名（男性7名，女性35名，平均年齢28歳3カ月）

上顎（計45回）
- 前歯部：10
- 小臼歯部：1
- 大臼歯部：34

下顎（計51回）
- 前歯部：14
- 小臼歯部：13
- 大臼歯部：24

林　亜弥，伊藤剛志，中野裕子，居波　徹：当医院におけるフルカスタムリンガルブラケット装置装着患者のブラケット脱落率の評価．日本舌側矯正歯科学会誌，25：4-12, 2015. より

ブラケット脱落時の対応

QUESTION 19

再装着の際，下顎前歯や第二大臼歯は位置づけが難しいですが，よい方法があれば教えてください

ANSWER

　下顎前歯の舌側形態は凹凸がなく平坦なので，レジンベースが残っているブラケットの再装着でもエラーが出やすくなります．

　また，下顎小臼歯も舌側咬頭が小さい場合が多く，ダイレクトで再装着する場合には安定しにくくなります．大臼歯においても同様で，このような場合は再度，セットアップ模型から各個トレーを再製作するのが望ましいと考えます（歯冠長不足については，QUESTION ❼参照）．コモンベースやCAD/CAMのカスタムブラケットを使用することもおすすめです．

　ほかにも，舌側傾斜している大臼歯は直視しにくく再装着が不正確になりやすいですが，この場合は，①防湿を確実に行い，②トレーのサイド部分や咬合面を大きめにつくり，ガイドを安定させることで対応します．

　レベリングのステージで叢生が残っている場合，特に下顎前歯や臼歯は大きさが小さく，トレーを用いて無理やり装着しても適切な位置につかなかったり，余剰レジンの除去が困難になります．そのような場合はクリートやシングルブラケットを一時的に用いたり（図19-1），リンガルアーチや拡大装置で叢生を除去してからブラケットを装着するとよいでしょう（図19-2）．

　図19-3に示すように，エラストメトリックチェーンを用いて歯を取り込むように矯正力をかけて対応することもあります．

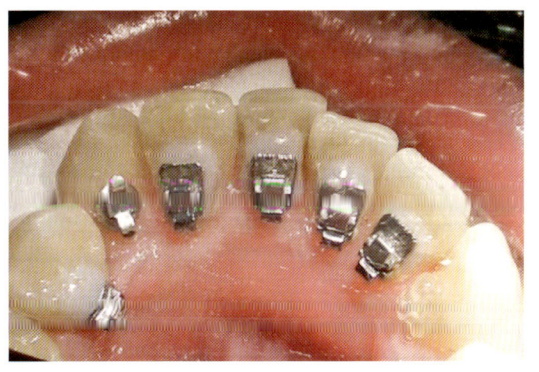

図 19-1　クリートやシングルブラケットの使用
3̲| にクリートとシングルブラケットを一時的に用いている．|̲1 は叢生のため正確な位置にブラケットを装着できていない．

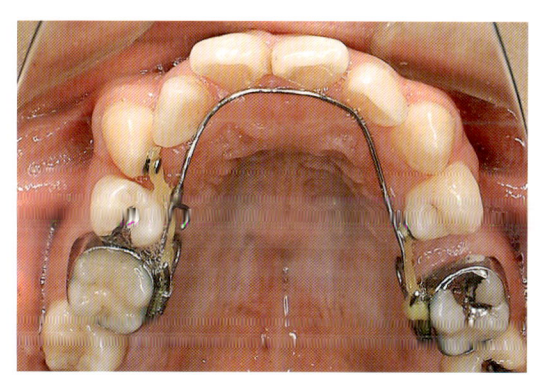

図 19-2　リンガルアーチによる叢生の除去

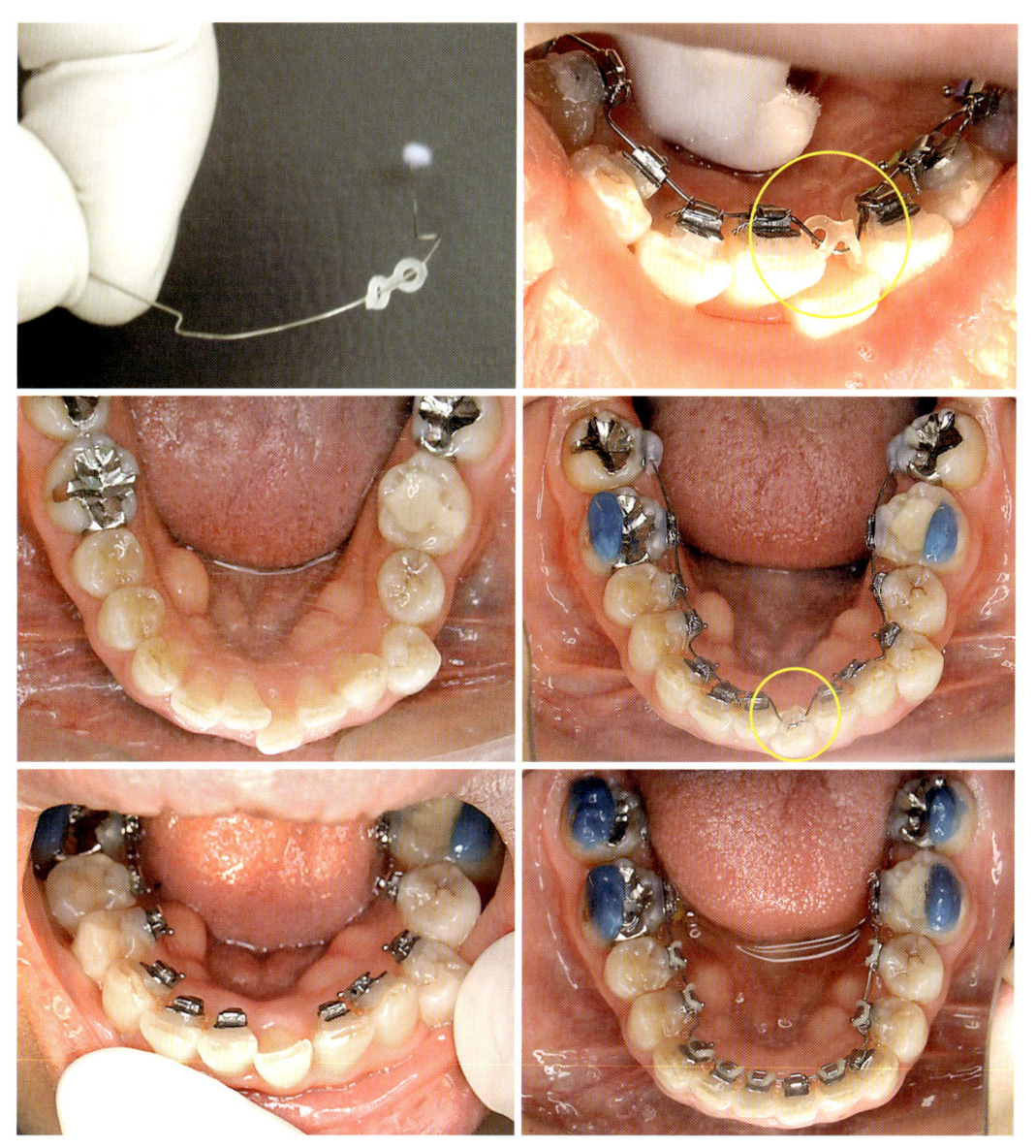

図 19-3　エラストメトリックチェーンによる叢生の除去
下段左：25 日後，下段右：3 カ月後

ブラケット脱落時の対応　39

ブラケット周囲の歯石

QUESTION 20

スロット内に歯石がつきワイヤーがきちんと入らない場合はどのように対応したらよいか教えてください

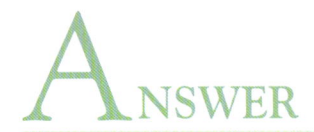

ANSWER

　リンガル矯正では歯の舌側面の歯頸側寄りにブラケットを装着するので，プラークや歯石の沈着が起こりやすいと考えられます．
　そこで，臨床的にはホームケアとプロフェッショナルケアを組み合わせて予防します．

ホームケア
① 唾液検査で各自のリスクを調べる．
② ブラケット装着後もプラークコントロールの指導をする．
③ ワンタフトブラシを用いてフックの下や歯頸部を丹念に掃除する．
④ 歯間ブラシやフロスを用いて確実にプラークを除去する．

プロフェッショナルケア
　歯石の沈着が顕著な場合やアーチワイヤーの着脱時には，ブラケットスロットをスケーラーや先の尖ったフォークなどで丹念に清掃します．著しい歯肉の腫脹を伴う場合は，電気メスなどで切開をして歯肉形成を行います．
　プラークや歯石の沈着が著明な患者には，来院ごとに歯列全体の PMTC を行うことが有効です（図20-1，2）．ハンドピース用ブラシコーンや研磨剤，ハンドスケーラー，超音波スケーラーやエアスケーラーなどを用いて行います．

　スロット内に歯石が沈着していない場合でも，アーチワイヤーにトルクが入っている場合はきちんと底部まで入らないことが多くあります．この場合は，トルクを消す方向にアーチワイヤーを把持して挿入するようにします．
　確認は，フォークや探針を用いて行います．アーチワイヤーが確実にスロット内に入り込んでいれば，フォークや探針の先がスロット壁に引っかかります．

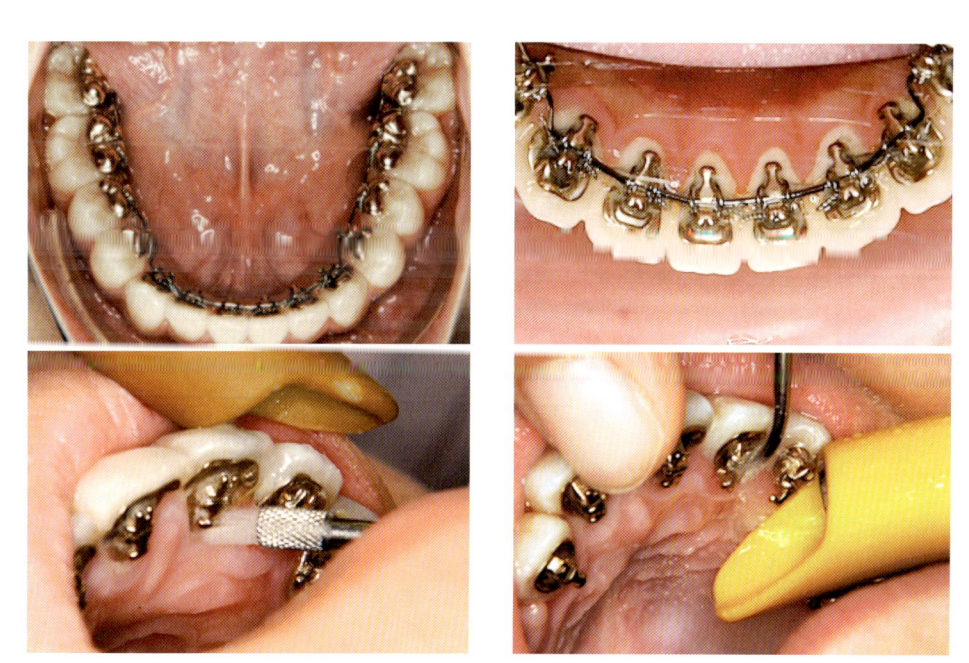

図 20-1　プロフェッショナルケア
来院ごと PMTC を行い，エアスケーラーで舌側面やスロット中の幼若な歯石を除去する．

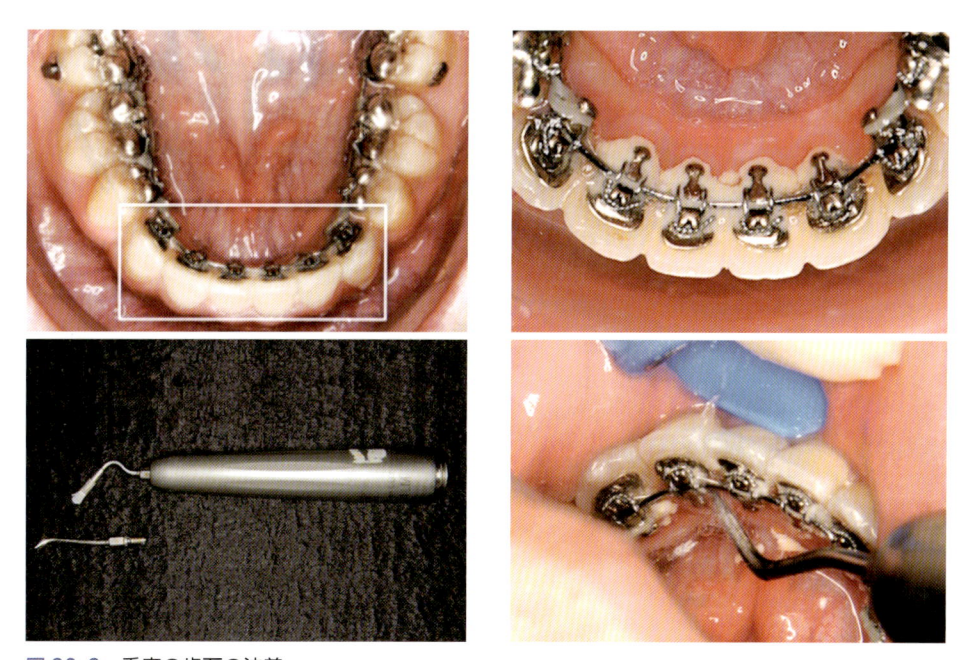

図 20-2　重度の歯石の沈着
歯石のたまりやすい患者には来院ごと必ずエアスケーラーで歯石を取る．エアスケーラーにはブラシとスケーラー状のチップが用意されている．

ブラケット周囲の歯石　｜　41

QUESTION 21

ワイヤーシークエンス

ラビアル矯正とのワイヤーシークエンスの違いがあれば教えてください

ANSWER

　リンガル矯正では，ラビアル矯正と比較してブラケット間距離が短くなるため，弱く持続的な力が発現しにくくなります．したがって，ラビアル矯正で用いるワイヤーサイズよりも少しサイズの細いワイヤーや超弾性ワイヤーを選択することが多くなります．また，抜歯症例でのリトラクション時にはトルクが効きにくいため，リトラクション前のトルクの確立には遊びの少ない.0175×.0175 β-チタンワイヤーなどが用いられるのも特徴的です．アイディアルアーチの形がラビアル矯正とは異なり屈曲を要する場合があるため（マッシュルームアーチや，小臼歯と大臼歯の間のセカンドオーダーベンドなど），しなやかで操作性のよいβ-チタンワイヤーを終始使用することも多くあります．

　.018スロットでのリンガル矯正における基本的なワイヤーシークエンスを図 21-1 に示します．

　図 21-2〜7 には治療の実際を示しています．

レベリング	.012 NiTi ワイヤー ↓ .014 NiTi ワイヤー ↓ .016 NiTi ワイヤー
犬歯のパーシャルリトラクション	.016 ステンレスワイヤー ／ .016×.016 ステンレスワイヤー
トルクの確率	.0175×.0175 NiTi ワイヤー, β-チタンワイヤー
リトラクション	.016×.022 ステンレスワイヤー（スライディングメカニクス）／ .017×.025 β-チタンワイヤー（ループメカニクス）
ディテイリング	.0175×.0175 NiTi ワイヤー, β-チタンワイヤー／.016 β-チタンワイヤー

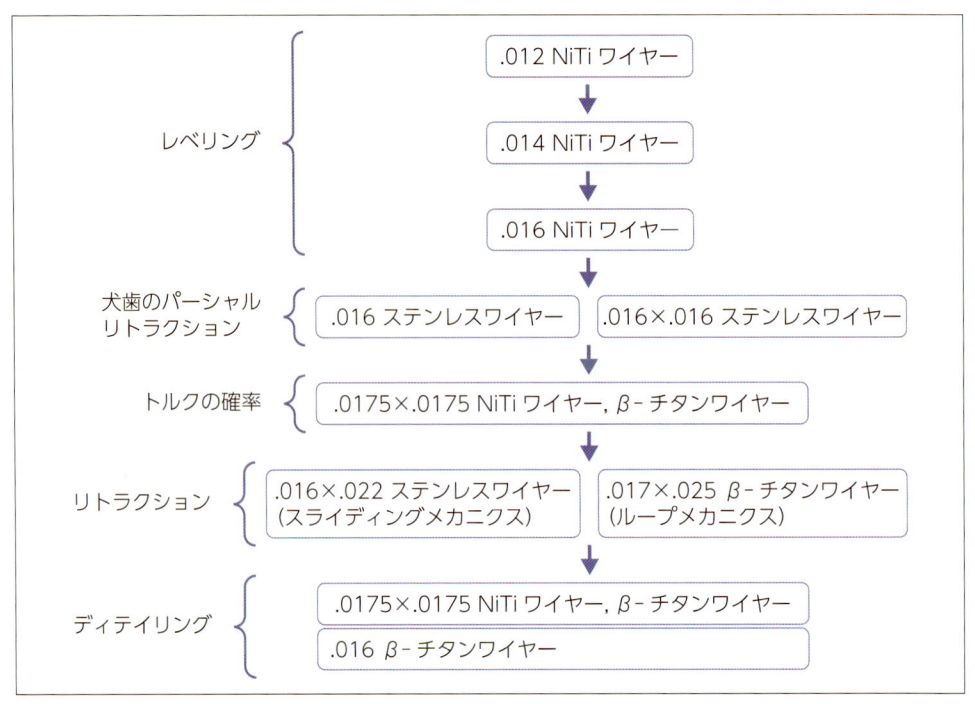

図 21-1　.018 スロットにおける基本的なワイヤーシークエンス

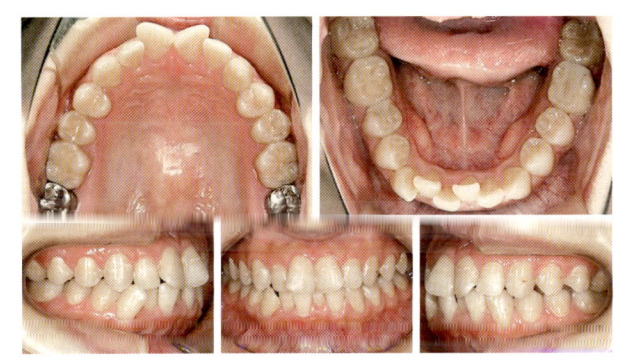

図 21-2　治療前

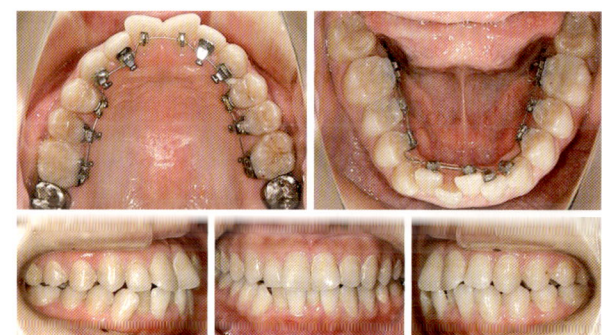

図 21-3　レベリング
上顎：.012 NiTi ワイヤー
下顎：.014 NiTi ワイヤー

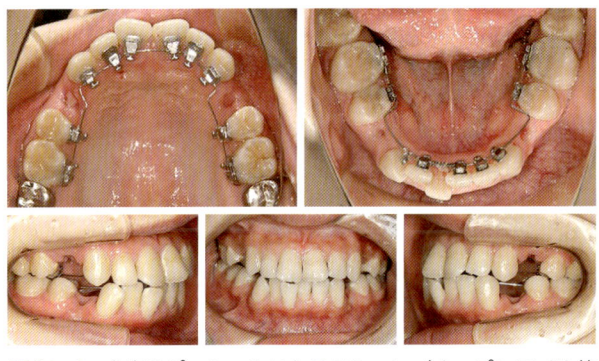

図 21-4　犬歯のパーシャルリトラクション（オープンコイル使用）
上顎：.016 ステンレスワイヤー
下顎：.016×.016 ステンレスワイヤー

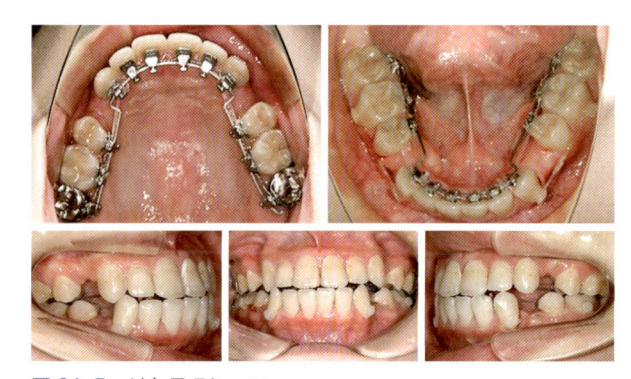

図 21-5　リトラクション
上下顎：.016×.022 ステンレスワイヤー

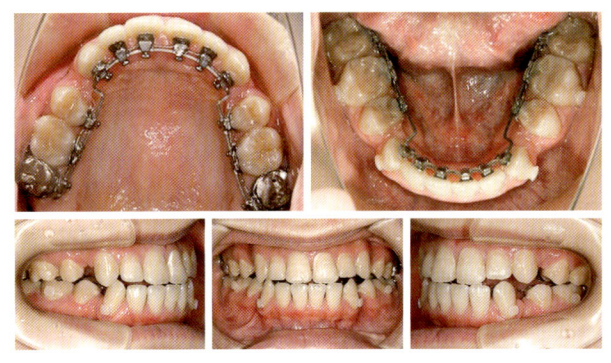

図 21-6　リトラクション
上下顎：.016×.022 ステンレスワイヤー

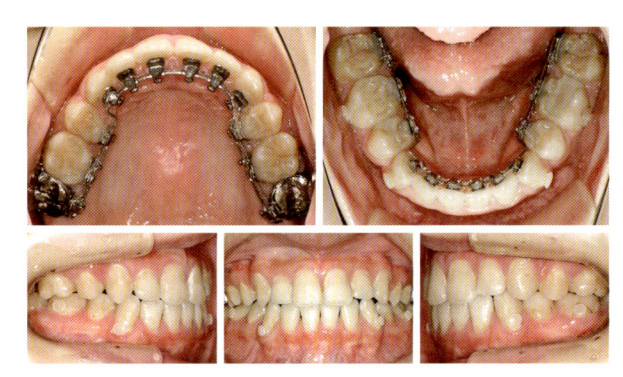

図 21-7　ディテイリング
上下顎：.0175×.0175 β-チタンワイヤー

QUESTION 22

ワイヤーシークエンス

最終ディテイリングでよい方法があれば教えてください

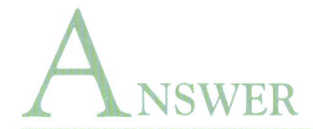

ANSWER

　ディテイリングとは，歯根の平行性の確立，アーチフォームの調整，オーバーコレクションの修正，機能時の干渉の除去や，審美性向上のための最終調整を行うことです．最終ディテイリングの目的は，緊密な咬頭嵌合の確立です．
　ディテイリングは理想的にはブラケットに対して遊びの少ないワイヤーを使用しますが，ブラケット間距離が短いため剛性の高いワイヤーではコントロールが難しくなるため，.016 ステンレスワイヤーまたは .016 β-チタンワイヤーを使用しています．

臨床のヒント

ディテイリングでは .175×.175 β-チタンワイヤーの使用が有効です！

　ラウンドワイヤーではトルクコントロールができないため，.175×.175 β-チタンワイヤーを用いて，セクショナルトルクを入れながらディテイリングを行うことも有効な方法です（図 22-1, 2）．
　最終段階でわずかなスペースが開くこともあるため，エラストメトリックチェーンなどを使用してスペースが開かないように対応することもあります．ただ，チェーンをかけることで叢生を起こしてしまう場合もあるため，過度の矯正力は避けるべきです．
　ディテイリング時の注意点として，リンガル矯正ではブラケットハイトの違いがトルクの違いとなって影響を及ぼすことがあるため，安易なステップベンドによりアーチフォームのズレが生じないように注意が必要です．
　細かいディテイリングや少し残った Angle II 級関係などの改善にはポジショナーも適応可能です．

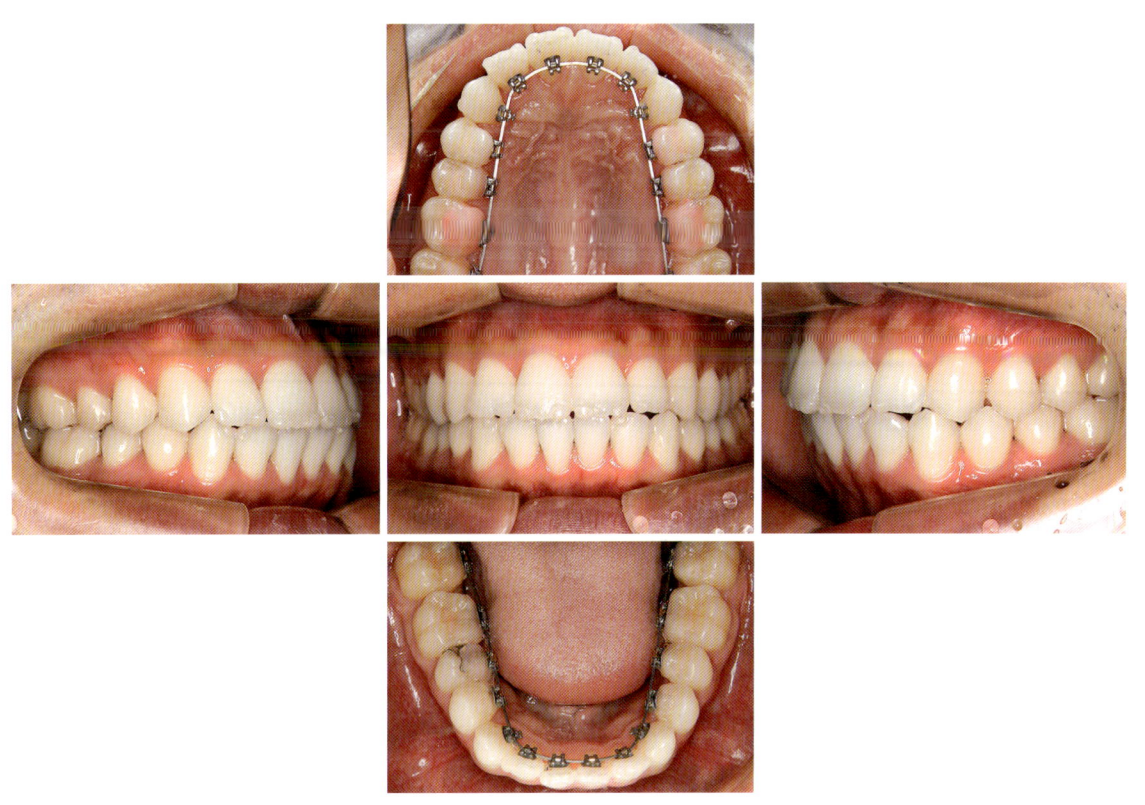

図 22-1　ディテイリング前

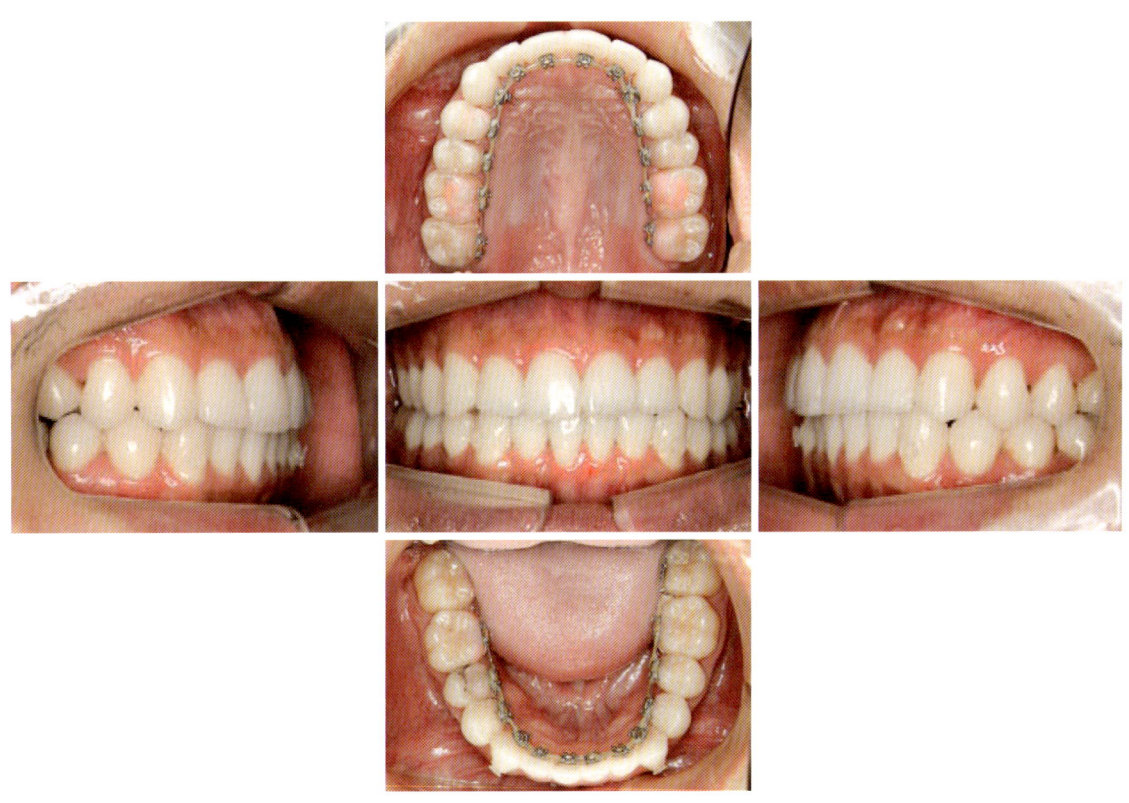

図 22-2　ディテイリング
.0175×.0175 β-チタンワイヤーを使用

ワイヤーシークエンス

アーチワイヤー

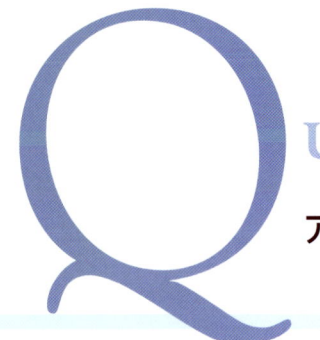

QUESTION 23

アーチフォームはどの形がよいのか教えてください

ANSWER

リンガル矯正のアイディアルアーチフォームには，大きく分けてストレートアーチワイヤー（ノーベンドアーチワイヤー）（図 23-1）とマッシュルームアーチワイヤー（図 23-2）の 2 つがあります．これらはそれぞれ次のような利点・欠点があります．

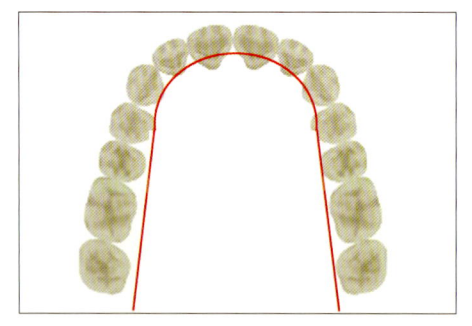

図 23-1 ストレートアーチワイヤー（ノーベンドアーチワイヤー）

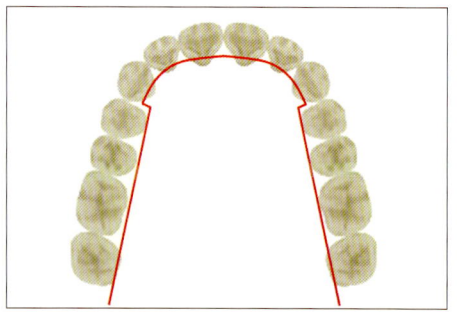

図 23-2 マッシュルームアーチワイヤー
犬歯－第一小臼歯間にファーストオーダーベンド（インセット）が入る．

ストレートアーチワイヤー（ノーベンドアーチワイヤー）
〈利点〉
① アイディアルアーチがシンプルになり，チェアサイドでのワイヤーベンディングが最小限になる．
② チェアタイムを短くすることが可能である．
③ インセットがないため，リバースカーブが効果的に作用する．
④ インセットによるスライディングメカニクス時の干渉がない（図 23-3）．

〈欠点〉
① 歯面からアイディアルアーチが遠くなり，ブラケットベースが厚くなることがある．
② アイディアルアーチが歯頸側に位置し，ブラケット間距離が短くなることがある．

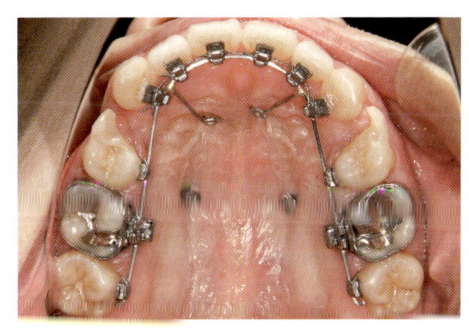

図 23-3　ストレートアーチワイヤーによるリトラクション
犬歯と第二小臼歯の間にインセットがないため，スライディングの際のインセットによる干渉がない．

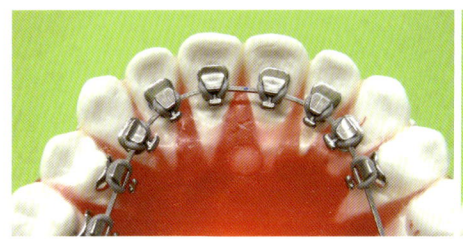

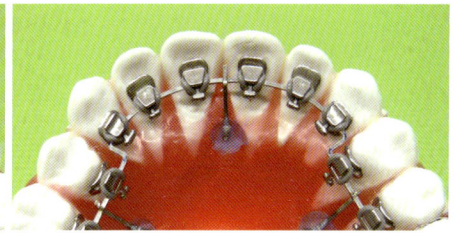

図 23-4　ブラケットポジションの違い
ストレートアーチワイヤーはインセットがないために，特に犬歯，小臼歯でブラケットポジションが歯頸側になりやすく，ブラケット間距離が短くなる．
左：ストレートアーチワイヤー
右：マッシュルームアーチワイヤー

マッシュルームアーチワイヤー

〈利点〉
① 歯面にアーチワイヤーを近づけることが可能であり，ワイヤーの力を歯に伝えやすい．
② ブラケット間距離を広く保つことが可能である（ストレートアーチワイヤーと比較して）．

〈欠点〉
① アイディアルアーチが複雑になり，チェアサイドでのワイヤーベンディングが必要である．
② チェアタイムが長くなることがある．

　ブラケットベースが厚くなると歯とブラケットの位置が遠くなり，ワイヤーの力が伝わりにくくなります．また，ベンドを極力避けようとするとブラケットを歯頸側に位置づける必要があり，ブラケット間距離が短くなります．その結果，ワイヤーは弱く持続的な力を発揮しにくくなります（図 23-4）．したがって，ストレートアーチワイヤーにする場合は大型のブラケット（Kurzなど）ではなく小型のブラケット（STbやクリッピーLなど）を選択し，できるだけブラケット間距離を長くする必要があります．
　一方，症例によって犬歯と小臼歯の頰舌径の差の大きいものや，補綴装置が装着されている場合はファーストオーダーベンドが必要になることもあります．
　2つのアイディアルアーチフォームのどちらが正しいということではなく，歯の移動様式を理解し，症例を見極めたうえで術者が選択しているのが現状です．

QUESTION 24 トルクコントロール

上顎前歯に十分なトルクを効かせる有効な方法を教えてください

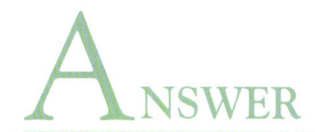

ANSWER

上顎前歯に十分なトルクを効かせる方法について，治療前と治療中に分けて解説します．

治療前

セットアップ模型でオーバートルクを入れてポジショニングを行い，各個トレーを製作します．その量についてはQUESTION ❾を参考にしてください．

治療中

① 弾性のあるワイヤーを使用する．

　弾性が十分にあるワイヤーを使用し，ステップごとにトルクが入っていることを確認しながら，ワイヤーサイズと剛性を上げていくことが重要です．

② トルキングに時間をかける．

　弾性のあるワイヤーを使用してトルクを効かせていくには，時間が必要です．特に，上顎前歯に十分なトルクを効かせるためには，同じワイヤーでトルクが減少していないことを確認しながら数カ月間，挿入していくこともポイントになります．

③ 前歯だけにトルクを追加する．

　前歯だけにトルクを追加することも1つの方法です．リンガル用ターレット（図24-1）を使用して，前歯だけにセットアップ以上のトルクを追加します（図24-2）．

④ デュアルディメンジョンワイヤーを使用する．

　リトラクション時には，確立されていたトルクが減少しないよう，前歯にはフルサイズに近いサイズの剛性の高いワイヤーを選択します（図24-3）．

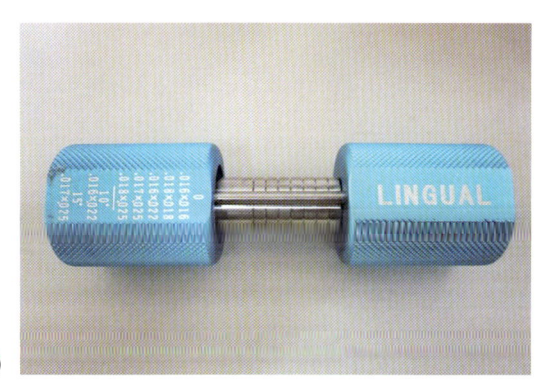

図 24-1　リンガル用ターレット
リンガル用アーチターレット 60-850（タスク）

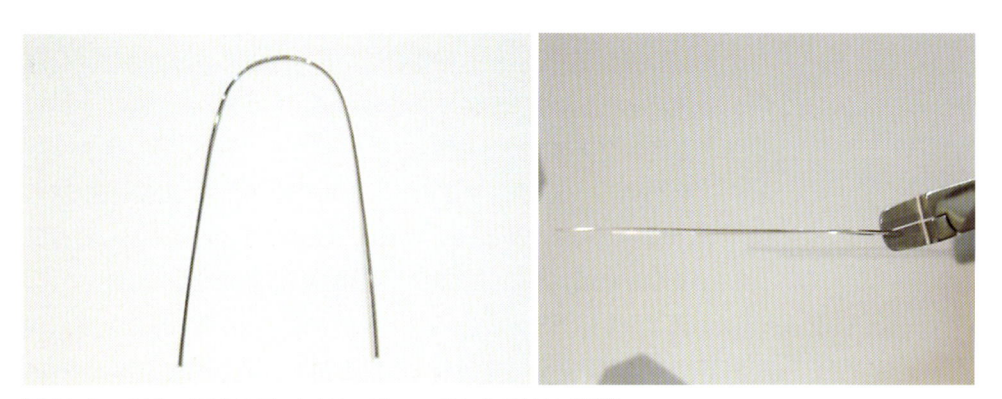

図 24-2　.016×.022 ステンレスワイヤーへのトルク付与（10°）

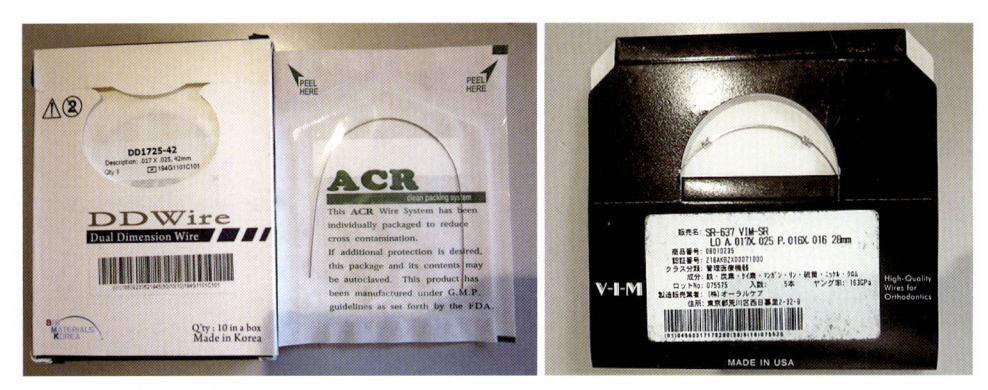

図 24-3　デュアルディメンジョンワイヤー
左：デュアルディメンジョンワイヤー（フォレストワン），前歯部：.017×.025，臼歯部：.016
右：VIM リトラクションワイヤー（オーラルケア），前歯部：.017×.025，臼歯部：.016×.016

トルクコントロール　49

QUESTION 25

トルクコントロール

なぜリンガル矯正では前歯にトルクが効きにくいのでしょうか？

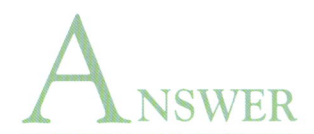

ANSWER

　リンガル矯正は，ラビアル矯正に比べてトルクが効きにくいといわれています．この謎を考察するために六角レンチを例に解説します．

　六角レンチでナットを回すとき，柄が長いほうが弱い力でナットを回すことができます（図25-1）．この原理を応用し，上顎左側中切歯の実長（図25-2，ゴム枠の模型の上顎左側中切歯の実長）からリンガル矯正とラビアル矯正における「ブラケットスロット内で発生するモーメントの利用効率」を比較してみました．

　図25-3に示すように，シンチバックなしであれば中切歯にはほぼ抵抗中心を回転中心にしてラビアルクラウントルクが加わります．一方，シンチバックがある場合は，ブラケットスロットが回転中心になります（図25-4, 5）．抵抗中心からブラケットスロットまでの距離はリンガル矯正で10mm，ラビアル矯正で13mmなので（模型の上顎左側中切歯で測定した実測値），リンガル矯正のHorizontal SlotでA端に加わる力を100gとすると，左回りのモーメントは53gmmとなります（図25-6）．同様の条件下で，ラビアル矯正では53gmm（図25-7），リンガル矯正のVertical Slotでは74gmmとなります（図25-8）．ここからF値を導き出すと，リンガルのHorizontal Slotは5.3g，Vertical Slotは7.4g，ラビアルは4.1gとなり，ラビアル矯正ではリンガル矯正よりも前歯に同じ量のモーメント（ラビアルクラウントルク）を得るための力の効率がよいことがわかります（ラビアルクラウントルクを得やすい）．つまり，リンガル矯正ではラビアル矯正に比べて「ブラケットスロット内で発生するモーメントの利用効率」が悪く，トルクが効きにく

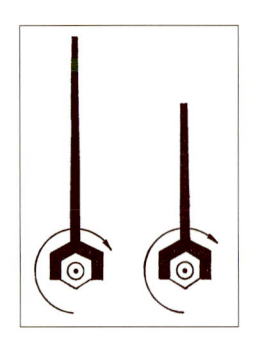

図25-1　六角レンチ

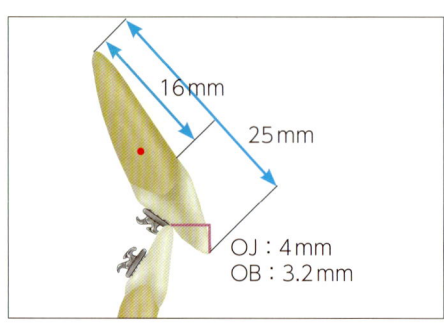

図25-2　上顎左側中切歯の実長

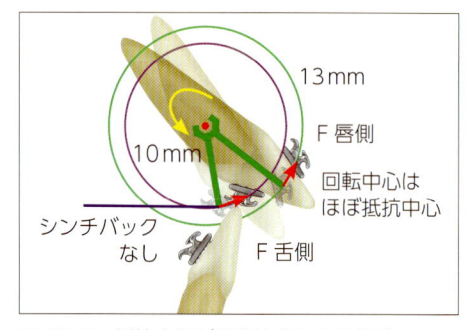

図25-3　抵抗中心が回転中心になる場合
シンチバックがない場合は，抵抗中心を回転中心にしてラビアルクラウントルクが加わる．

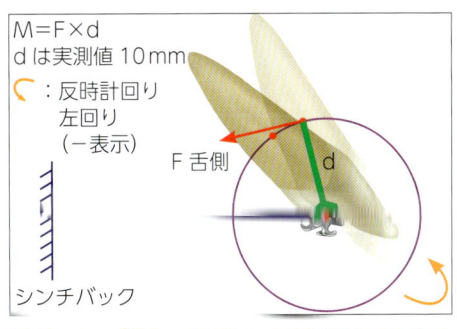

図 25-4　ブラケットスロットが回転中心になる場合（リンガル矯正）
シンチバックしてあればブラケットスロットが回転中心になるので，切縁も抵抗中心も円軌道を描く．

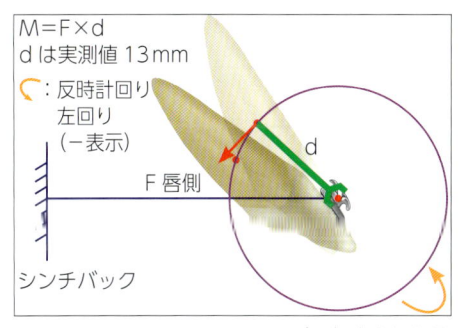

図 25-5　ブラケット・スロットが回転中心になる場合（ラビアル矯正）
シンチバックしてあればブラケットスロットが回転中心になるので，切縁も抵抗中心も円軌道を描く．

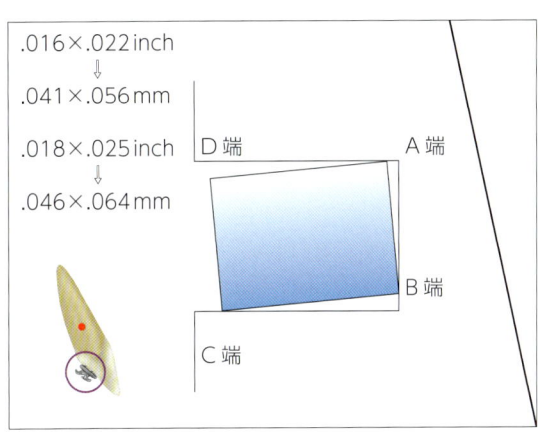

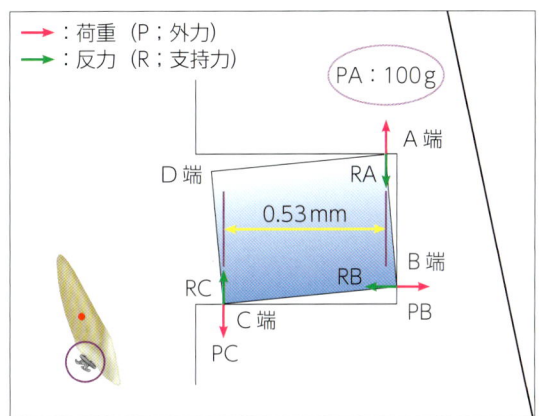

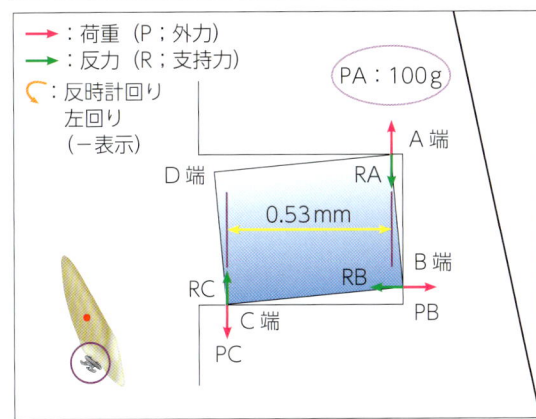

図 25-6　リンガル矯正（Horizontal Slot）のモーメント
A 端での垂直力を 100g と仮定する．A 端，B 端，C 端での摩擦力，ワイヤー断面の二次モーメントは無視する．
C 端：PA が 100g なので，C 端での垂直反力 RC は 100g．C 端の PC は PA の偶力なので，生じるモーメントは PA×0.53mm＝100g×0.53mm＝53gmm（－左回り）．
B 端：ブラケットスロットの開放部の内側に D 端が位置するので，偶力は発生しない．
モーメントの合計：53gmm（－左回り）
53gmm＝F×10mm
F＝5.3g

いのです．
　一方，犬歯，小臼歯，大臼歯の場合，リンガル矯正とラビアル矯正で六角レンチの柄の長さに差がないので，「ブラケットスロット内で発生するモーメントの利用効率」にも差がありません（図 25-9〜12）．

トルクコントロール

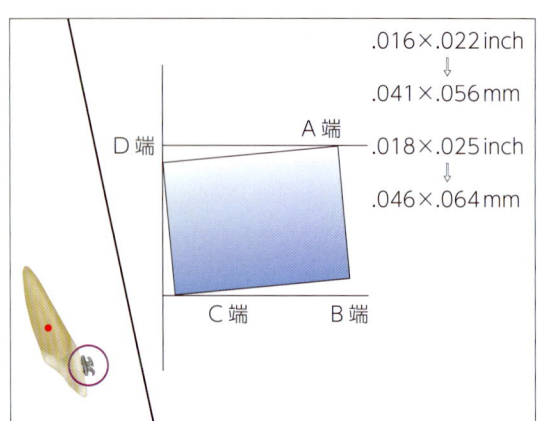

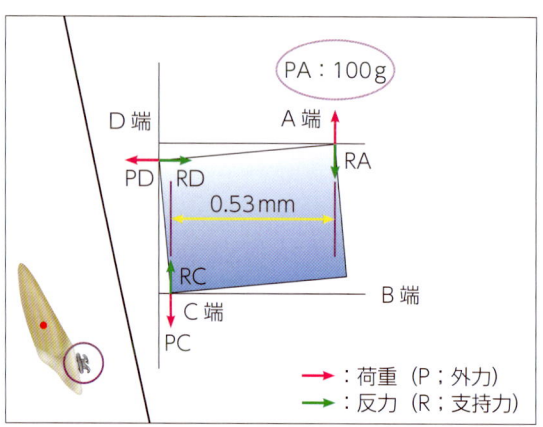

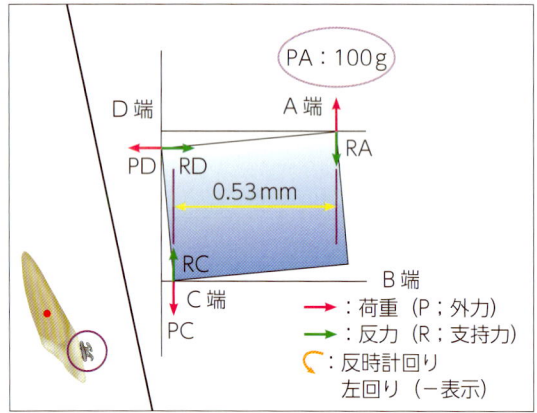

図 25-7　ラビアル矯正のモーメント
A端での垂直力を100gと仮定する．A端，C端，D端での摩擦力，ワイヤー断面の二次モーメントは無視する．
C端：PAが100gなので，C端での垂直反力RCは100g．C端のPCはPAの偶力なので，生じるモーメントはPA×0.53mm＝100g×0.53mm＝53gmm（－左回り）．
D端：ブラケットスロットの開放部の内側にB端が位置するので，偶力は発生しない．
モーメントの合計：53gmm（－左回り）
53gmm＝F×13mm
F≒4.1g

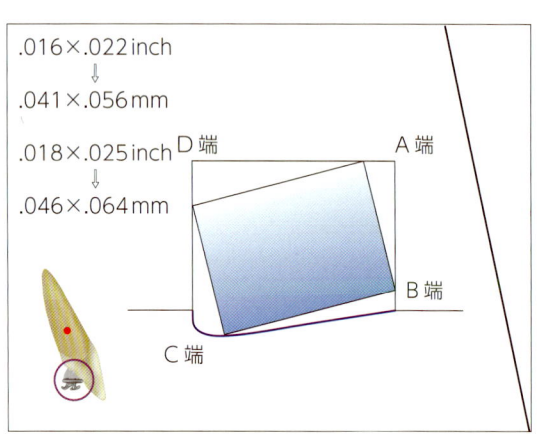

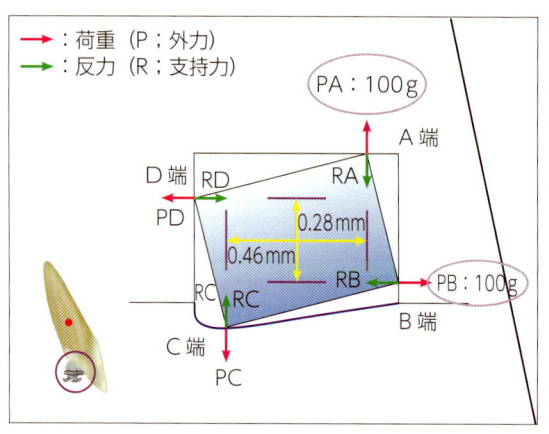

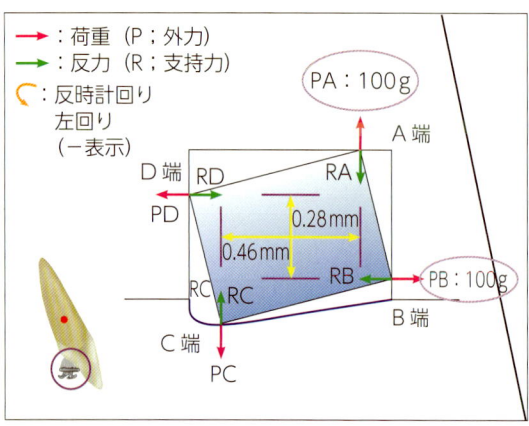

図 25-8　リンガル矯正（Vertical Slot）のモーメント
A端，B端での垂直力を100gと仮定する．A端，B端，C端，D端での摩擦力，ワイヤー断面の二次モーメントは無視する．
C端：PAが100gなので，C端での垂直反力RCは100g．C端のPCはPAの偶力なので，生じるモーメントはPA×0.46mm＝100g×0.46cm＝46gmm（－左回り）．
D端：PBが100gなので，D端での垂直反力RDは100g．D端のPDはPBの偶力なので，生じるモーメントはPB×0.28mm＝100g×0.28mm＝28gmm（－左回り）．
モーメントの合計：46gmm＋28gmm＝74gmm（－左回り）
74gmm＝F×10mm
F＝7.4g

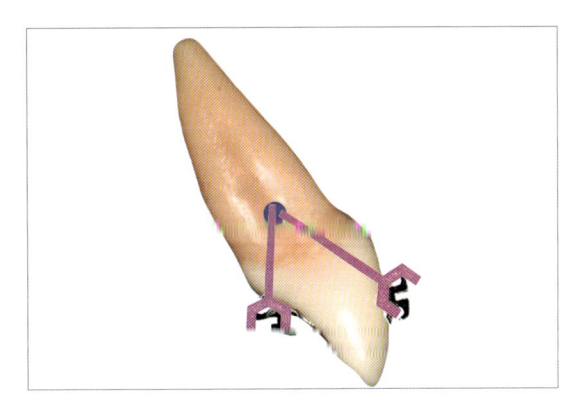

図 25-9　上顎中切歯
ラビアル矯正とリンガル矯正で六角レンチの長さに大きな差があるため，ラビアル矯正のほうがリンガル矯正よりも弱い力でラビアルクラウントルクが加えられる．つまり，ラビアル矯正のほうがリンガル矯正よりもラビアルクラウントルクが加えやすい．

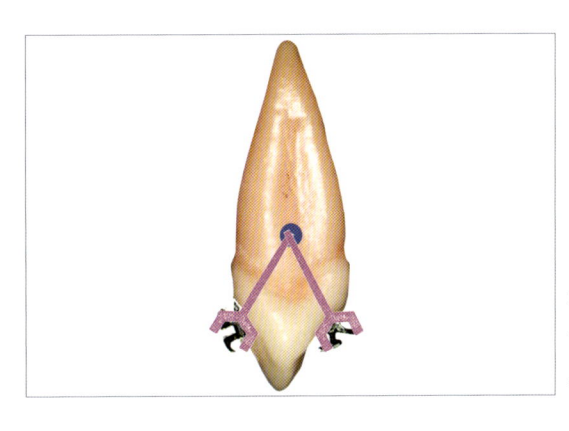

図 25-10　上顎犬歯
ラビアル矯正とリンガル矯正で六角レンチの長さに大きな差がない．つまり，ラビアル矯正とリンガル矯正においてラビアルクラウントルクを加える際，同様の力で同様の効果が得られる．

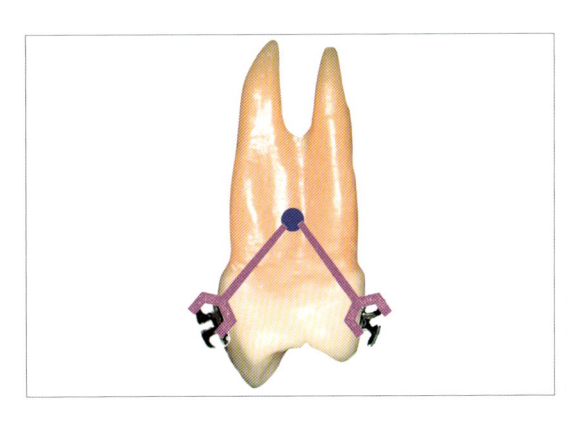

図 25-11　小臼歯でのトルク
ラビアル矯正とリンガル矯正で六角レンチの長さに大きな差がない．つまり，ラビアル矯正とリンガル矯正においてラビアルクラウントルクを加える際，同様の力で同様の効果が得られる．

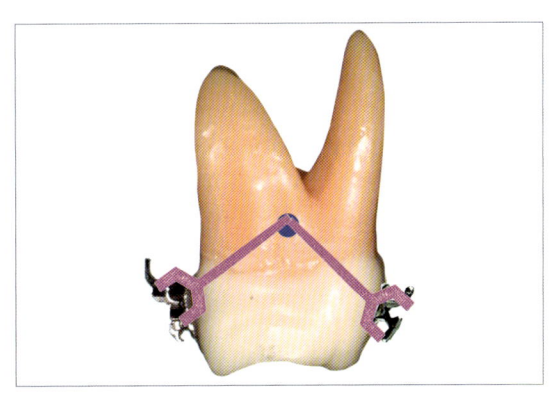

図 25-12　上顎第一大臼歯
ラビアル矯正とリンガル矯正で六角レンチの長さに大きな差がない．つまり，ラビアル矯正とリンガル矯正においてラビアルクラウントルクを加える際，同様の力で同様の効果が得られる．

QUESTION 26 トルクコントロール

下顎前歯のトルクコントロールが難しいのですがよい方法を教えてください

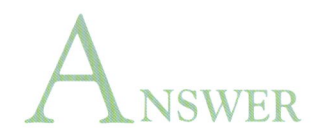

ANSWER

　Vertical Slot は前歯のトルクコントロールに優れているとされています．しかし，最初のレベリング時にリボンアーチを不用意に使用すると，特に下顎の根尖が飛び出しやすくなります．十分なレベリングがされていない時期にレクトアンギュラーワイヤーを入れることで前歯に大きなラビアルルートトルクが生じ，強い矯正力が働いて歯根が薄い皮質骨を突き破るのです．

　生理的にも，歯根の一部が歯槽骨から飛び出すことがあります．特に，下顎前歯は歯槽骨が薄いため起こりやすいと考えられます．基本的な姿勢として，歯根を歯槽骨中に置くことを大事にする必要があります．

　対処法と予防法を図 26-1〜3 に示します．

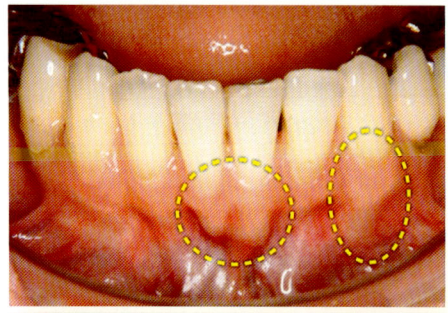

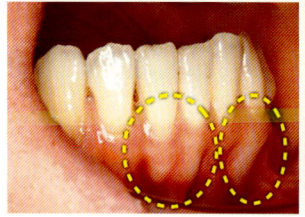

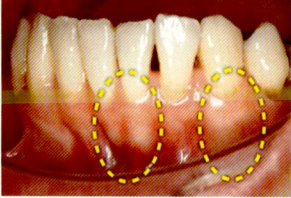

図 26-1　根尖の突出
.018×.025 NiTi ワイヤーに交換後，下顎前歯の歯根が唇側移動し，歯根の形が観察されるようになった．歯根が皮質骨から露出した可能性が疑われる．

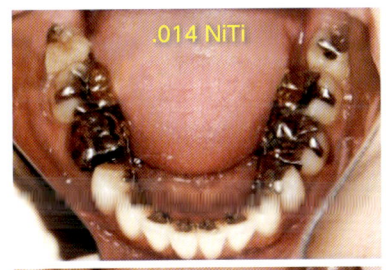

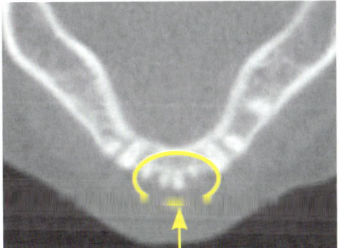

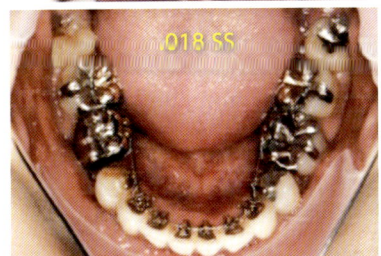

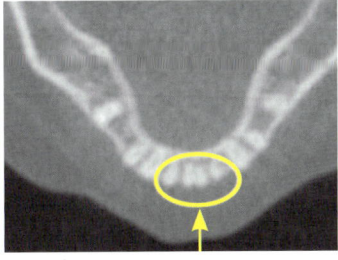

図 26-2 根尖突出への対処法
上：CBCTでも下顎前歯歯根の露出が確認された．リカバリーを行うためにワイヤーサイズをいったん.014 NiTiまで下げ，再レベリングを行った．
下：約9カ月後，CBCTで歯根が歯槽骨に戻ったことが確認された．

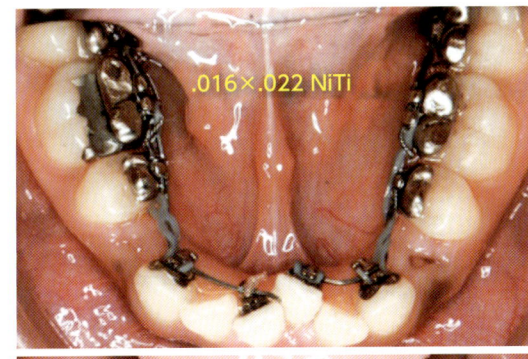

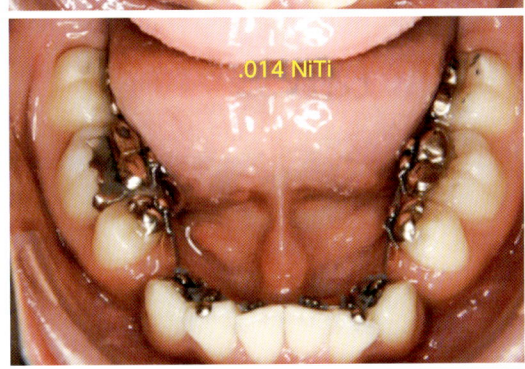

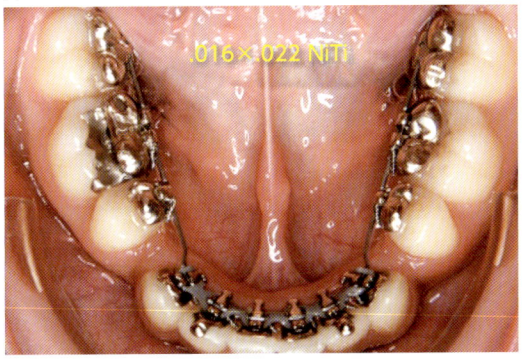

図 26-3 根尖突出の防止法
レベリングの初期から無理にレクトアンギュラーワイヤーを使用せず，タンデムワイヤーやラウンドワイヤーをセクショナルに使用する．また同時に，必要十分な犬歯のパーシャルリトラクションを行ってから，前歯のレベリングやアライメントを行う．
上：.016×.022NiTiワイヤーを下顎正中部で切断して使用．緩やかな力で3│3のパーシャルリトラクションを行っている．
中：3カ月後
下：6カ月後

トルクコントロール | 55

メカニクス

QUESTION 27

スライディングメカニクスとループメカニクスの選択基準について教えてください

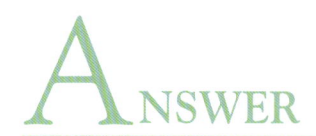

ANSWER

スライディングメカニクス（図 27-1）とループメカニクス（図 27-2）はどちらも利点・欠点があります．それらを考慮してメカニクスを決定する必要があります．

スライディングメカニクスの利点
① ループをワイヤーに付与する必要がないので，ループメカニクスに比べて術者のチェアサイドでの操作が容易で，時間の浪費が少ない．
② ループメカニクスに比べて患者の違和感が少なく，口腔衛生面でも有利である．

スライディングメカニクスの欠点
① スライディングメカニクスではワイヤーとブラケットスロット，リガチャーワイヤー，モジュール，セルフライゲーションキャップとの間にフリクション（摩擦）が生じる．一般に加えた力の40〜50％がフリクションによって消失するといわれており，効率的なリトラクションフォースを判断する難しさがある．また，フリクションやバインディング（ワイヤーがブラケットスロットに接触してブラケットに偶力が生じた状態）は歯の動きを遅らせる可能性がある．
② 食塊によりワイヤーに変形が生じるとフリクションが増加し，前歯部のリトラクションが阻害される場合がある．

ループメカニクスの利点
① 前歯のリトラクションの際にスライディングメカニクスよりも大きい M/F ratio（moment to force ratio）が得られる．
② 前歯のトルクコントロールが比較的容易である．
③ ループ（Tループ）の大きさが一定であれば同量のアクチベートが行える．

ループメカニクスの欠点
① チェアサイドでの操作が煩雑で，スライディングメカニクスに比べて術者も患者もストレスが増す傾向がある．
② ループの調整に不備があると歯肉に当たり，患者は痛みや違和感を覚える．また，歯肉から離れすぎると舌感を悪くする．
③ シンプルなスライディングメカニクスに比べて口腔衛生面で劣る．

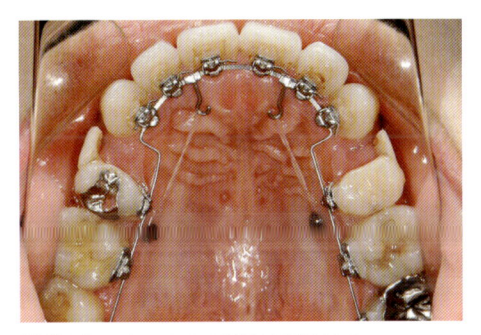

図 27-1　スライディングメカニクス 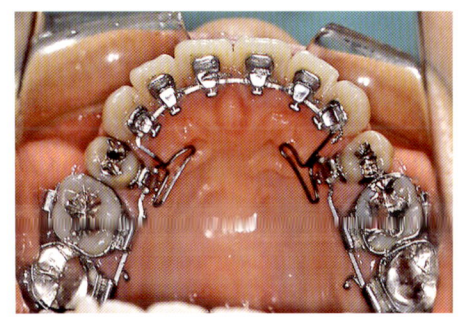　　　　　　　図 27-2　ループメカニクス

	スライディングメカニクス	ループメカニクス
屈曲の容易さ	◎	×
清掃性	○	△
前歯のトルク維持	△	○
抜歯空隙の閉鎖	○	◎
ボーイングイフェクトの発現	△	○

臨床のヒント　これがメカニクスの選択基準です！

　前歯のトルクコントロールを行いやすいのはループメカニクスのため，抜歯症例で前歯の後退量が大きい症例や，術前に歯軸に問題がある症例にはループメカニクスが適しているといえます．前歯リトラクション時の応力分布の違いを図 27-3 に示します．

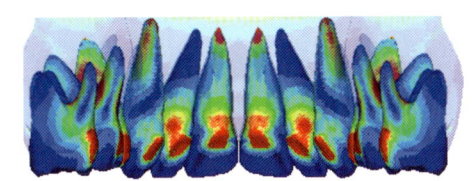

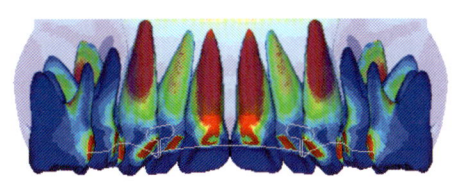

図 27-3　有限要素法による前歯リトラクション時のスライディングメカニクスとループメカニクスの応力分布の違い
ループメカニクス（右）のほうが応力が歯根全体に分布していることがわかる．

ループメカニクスの特性
① ループに使うワイヤーが長いほど M/F ratio を大きくでき，たとえば，10 mm のバーティカルループを 1 mm アクチベイトすると M/F ratio は 3，0.5 mm だと 5 であるが，横 8 mm，縦 8 mm の T ループの場合は 2 mm のアクチベイトで 9，0.5 mm のアクチベイトで 12 となる（ラビアル矯正の場合）．より大きな M/F ratio を得るためにはアクチベイト量を小さくすればよいことがわかる．
② T ループはバーティカルループに比べてワイヤーを長く使うので，荷重たわみ率を小さくすることができる．ただし，弾性係数が小さいワイヤー，たとえば β-チタンワイヤーを用いると荷重たわみ率は小さくなるが，M/F ratio は変わらない．
③ バウシンガー効果（塑性変形）によりオープンループよりもクローズループのほうがより大きなアクチベイトが得られる．

歯の動き

QUESTION 28

小臼歯抜歯後のスペースクローズについてラビアル矯正との違いがあれば教えてください

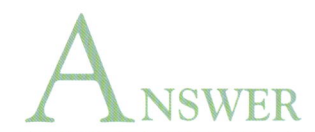

ANSWER

　結論からいうと，ラビアル矯正との大きな違いはありませんが，リンガル矯正では抜歯空隙に対してトランスバースボーイングイフェクトにつながる回転方向の動きがあり，ラビアル矯正の場合とは反対方向の回転が起こります（図28-1）．その回転力を最小限にするためには，しっかりと結紮を行うとともにアンチボーイングベンドを付与する必要があります．

　固定源としての大臼歯は，第一小臼歯を抜歯するほうが近心傾斜を抑えることができ，第二小臼歯を抜歯する場合は近心傾斜に対する配慮が必要になります．近心傾斜を抑えるためにはセカンドオーダーベンドを利用する（図28-2），ゲーブルベンドを利用する（図28-3），アンカースクリューを利用する（図28-4）などの方法があります．

　また，大臼歯の近心移動に際して回転が生じる場合には，歯根が頰側の皮質骨に当たって移動が困難になるので注意が必要です．

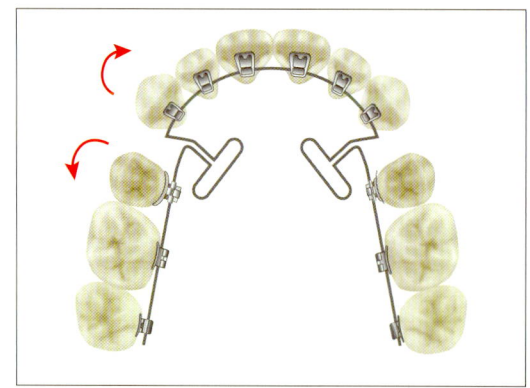

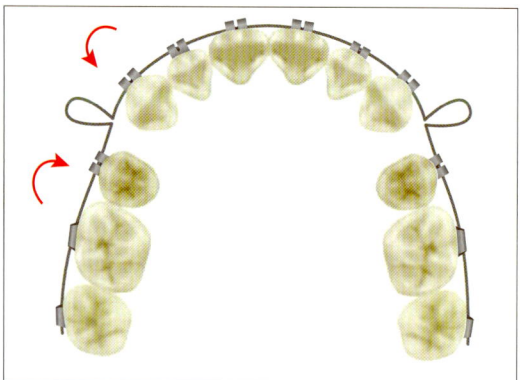

図28-1　第一小臼歯抜歯後のスペースクローズにおける回転方向の違い
左：リンガル矯正
右：ラビアル矯正

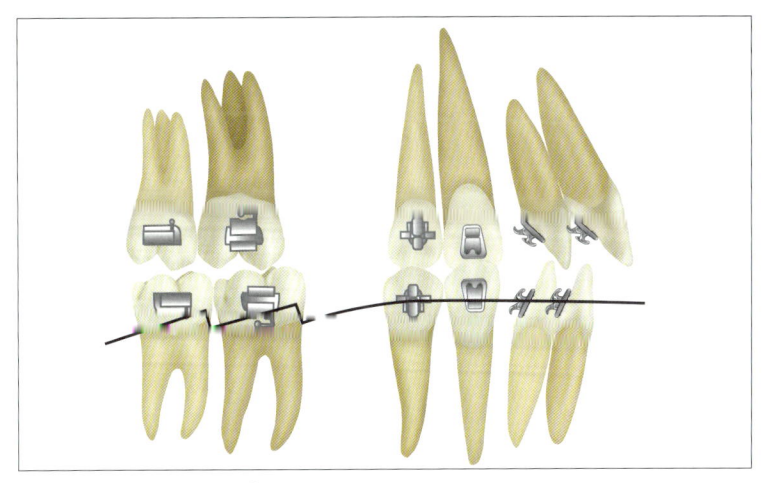

図 28-2　セカンドオーダーベンド

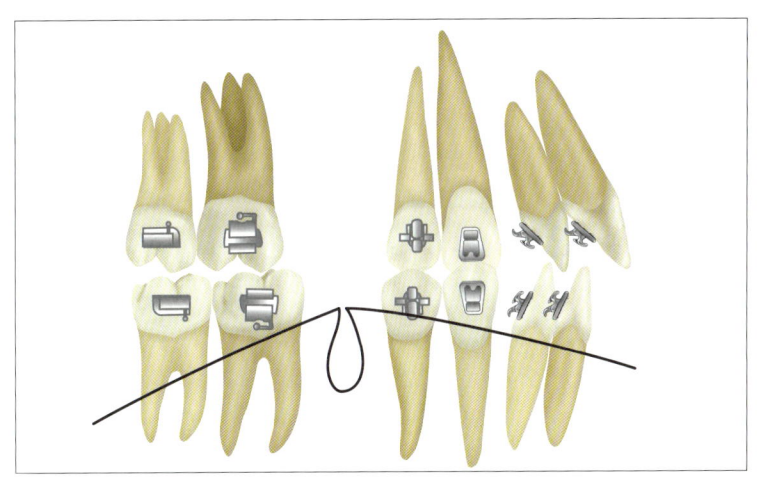

図 28-3　ゲーブルベンド

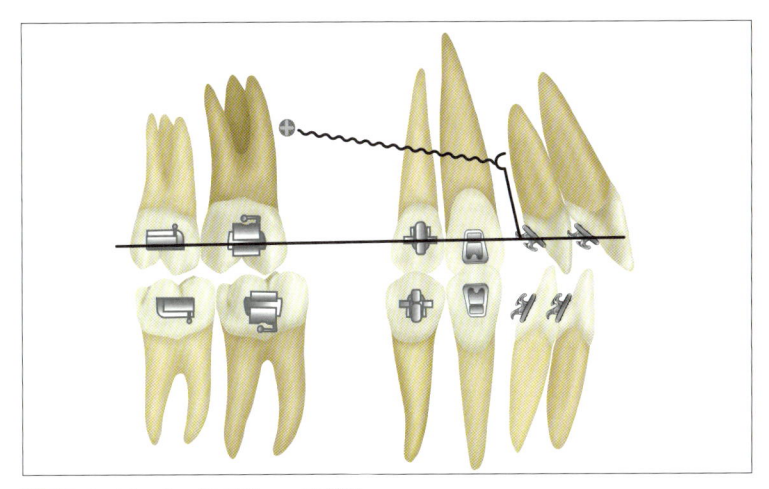

図 28-4　アンカースクリューの利用

歯の動き | 59

QUESTION 29

ボーイングイフェクト

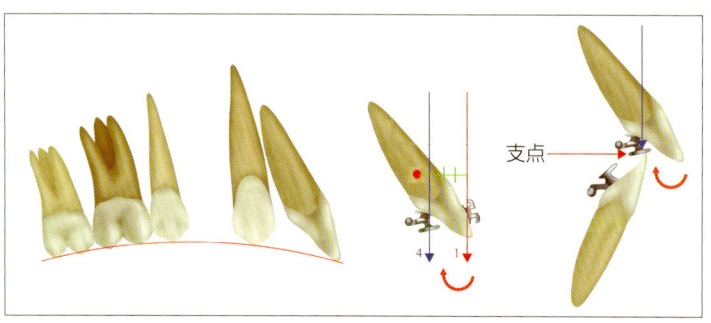

なぜ上顎のバーティカルボーイングイフェクトは起こるのですか？

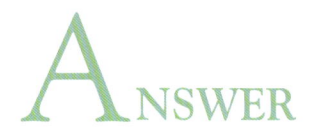

ANSWER

　リンガル矯正において，上顎前歯部をリトラクションする際に生じるバーティカルボーイングイフェクトはいわゆる「ラビッティング」といわれ，リンガル矯正の欠点とされています．ここではリンガル矯正特有のバーティカルボーイングイフェクトの原因について述べます．

　図29-1に示すように，同じラビアルクラウントルクを加えたワイヤーを装着した場合，リンガル矯正においてはラビアル矯正の4倍の挺出力が上顎4前歯に加わります．この挺出力によって右回りのモーメントが発生しますが，歯軸によってはラビアル矯正のほうが右回りのモーメントが大きい場合もあります．

　筆者は，バーティカルボーイングイフェクトが発生するための必要条件を前歯に加わる挺出力，十分条件を下顎前歯の切縁が上顎前歯のブラケット周囲に接することで回転の支点になること，と考えています（図29-2）．支点があることでラビアル矯正よりも右回りのモーメントが有効に作用し，M/F ratioのMを減少させることがバーティカルボーイン

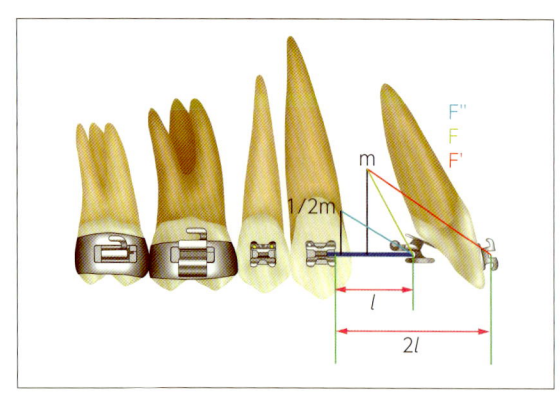

図29-1　ワイヤーにラビアルクラウントルクを付与したときに前歯に生じる力（ラビアル矯正との比較）
同じたわみ量を得るために必要な力は，ワイヤーの長さの3乗に反比例することから（荷重たわみ率），この図においてリンガル矯正ではラビアル矯正の4倍の力が加わる．
$F = F' \times (2l/l)^3 = 8F'$
$F'' = F \times 1/2 = 8F' \times 1/2 = 4F'$
（義澤裕二ほか：舌側装置による矯正治療―力学的考察について―．矯正臨床ジャーナル，12（10）：55，1996．より）

図29-2　上顎のバーティカルボーイングイフェクト
リンガル矯正では前歯に挺出力がかかりやすく，また挺出力が抵抗中心の唇側を通っていることから，右回りのモーメントが発生しメジアルルートムーブメントが生じる．さらに下顎前歯切縁が支点になるため，メジアルルートムーブメントが大きくなる．これがバーティカルボーイングイフェクトの要因となる．
（義澤裕二ほか：舌側矯正における上顎歯列の分割化治療の利点について．矯正臨床ジャーナル，20（3）：63，2004．より）

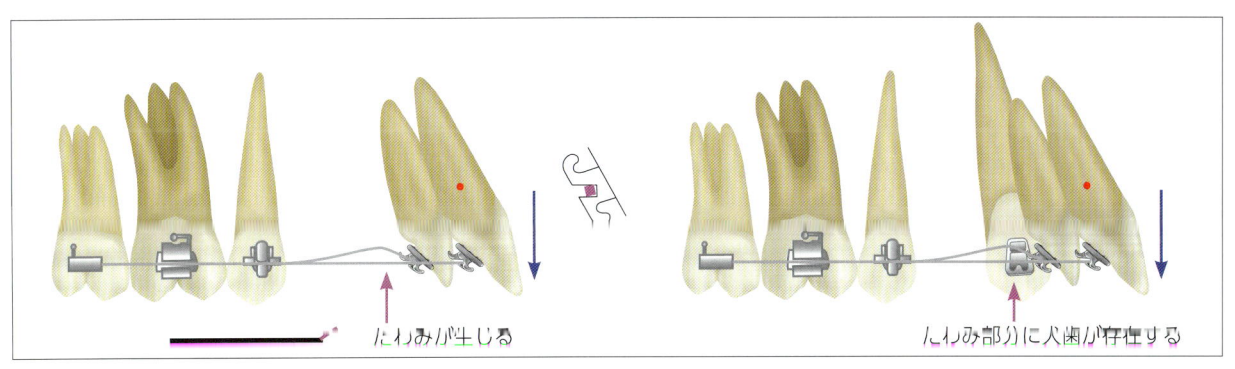

図 29-3　ワイヤーのたわみ
前歯に右回りのモーメント（メジアルルートムーブメント）が生じることで犬歯部のワイヤーがたわむ．

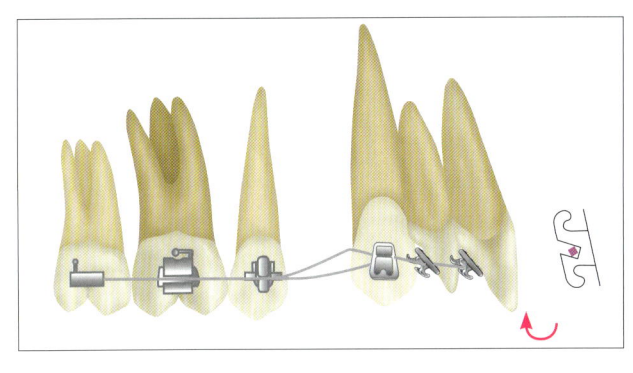

図 29-4　前歯の舌側傾斜
犬歯に圧下力，4前歯に挺出力が加わり，4前歯は必要条件と十分条件の存在下で舌側に巻き込まれていく．その結果，犬歯は遠心に傾斜し，犬歯遠心部にたわみが生じる．

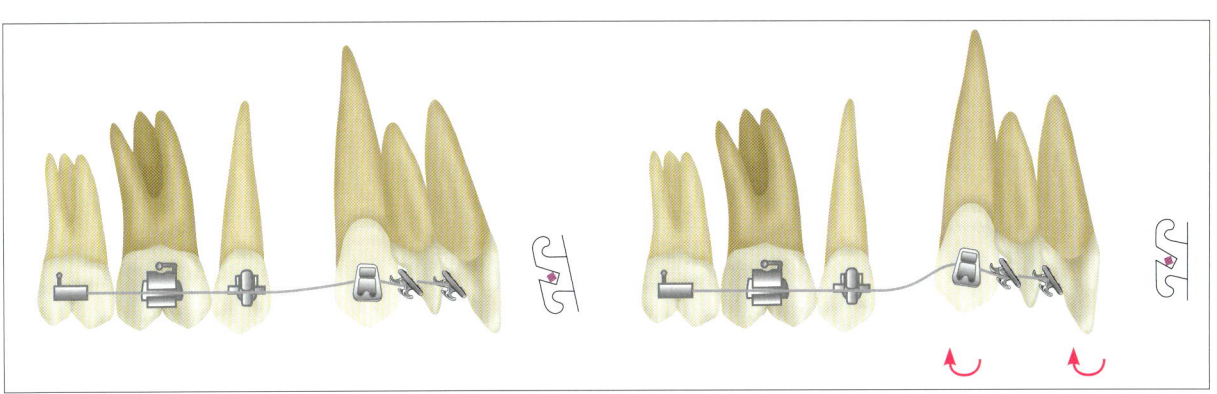

図 29-5　バーティカルボーイングイフェクトの発生
スロット内でワイヤーが「おじぎ」をすることで，角のワイヤーが前歯をさらに巻き込んでいく（roll in）．

グイフェクト発生の大きな要因になると推測しています．必要条件と十分条件が揃うことでバーティカルボーイングイフェクトが発生するため，パラファンクションが強いケースでは十分条件の時間が長くなり，必要条件が揃うとバーティカルボーイングイフェクトはさらに大きくなると考えられます．

　必要条件と十分条件が揃った状況下での上顎バーティカルボーイングイフェクトの発生の流れを図 29-3～5 に示します．上顎4前歯にラビアルクラウントルクを付与したワイヤーを装着することを前提としました．図 29-3 に示すように上顎犬歯部分にワイヤーのたわみが生じ犬歯には圧下力，4前歯には挺出力が加わります．必要条件と十分条件の存在下で上顎前歯には右回りのモーメントが発生し，前歯は巻き込まれるように舌側に傾斜していきます．このとき，正面からみるとあたかもワイヤーが「おじぎ」をした状態になり，4前歯の切縁は扇状になります．

QUESTION 30

なぜ下顎のバーティカルボーイングイフェクトは起こるのですか？

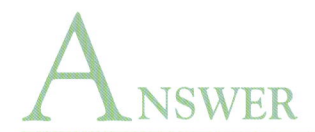

ボーイングイフェクト

ANSWER

　下顎のバーティカルボーイングイフェクト（図30-1）は上顎とは違い，前歯に圧下力が加わることで発生します．図30-2に示すような状況では犬歯は遠心に傾斜し，前歯には圧下力が加わります．この状況下で前歯に叢生があると犬歯の遠心傾斜が増長されバーティカルボーイングイフェクトが発生しやすくなります．上顎とは違い下顎のバーティカルボーイングイフェクトはレベリング初期に発生します．ラビアル矯正では圧下力の力線がリンガル矯正に比べて抵抗中心の唇側にくるため，同じ状況下でも犬歯が遠心傾斜しにくくなります（図30-6）．

　図30-3～5にバーティカルボーイングイフェクト発生の流れを示します．犬歯が遠心傾斜していきながら4前歯を舌側に巻き込んでいきます．犬歯は舌側傾斜し皮質骨に歯根が接触してフリーズ状態になります．

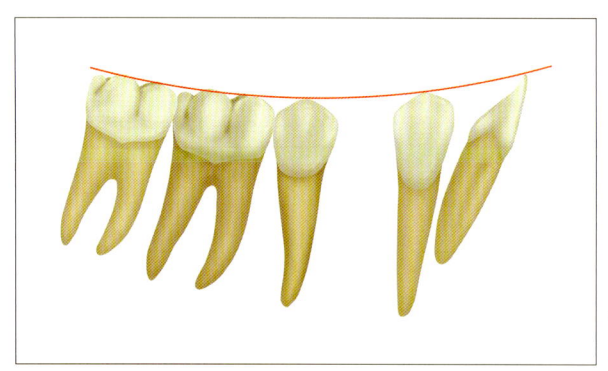

図30-1　下顎のバーティカルボーイングイフェクト
下顎のバーティカルボーイングイフェクトは下顎前歯に圧下力が加わることで発生する．

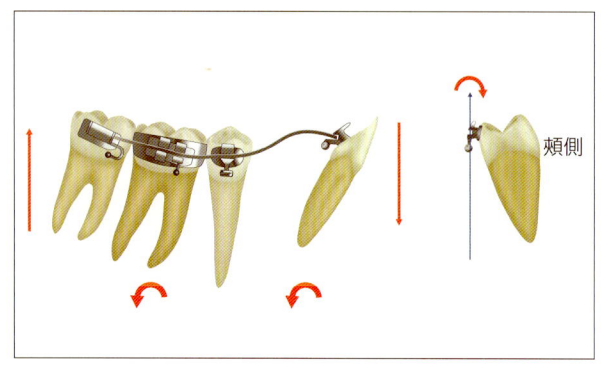

図30-2　下顎前・臼歯に加わる力
前歯にリンガルクラウントルク用ベンドを加えると下顎前歯はスムーズに圧下するため，前歯にはリンガルクラウンムーブメントと圧下力が，臼歯にはディスタルクラウンムーブメントと挺出力が加わる．これがバーティカルボーイングイフェクトの要因となる．

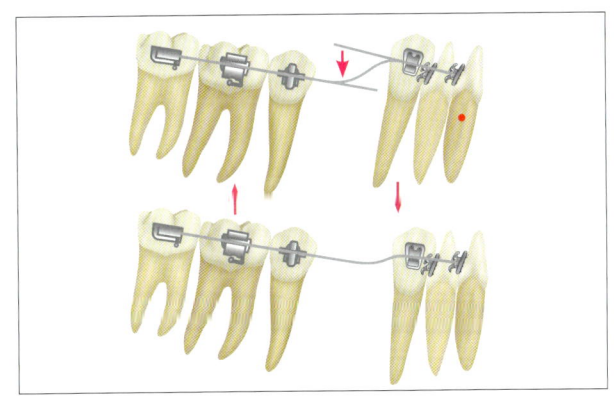

図 30-3　犬歯の遠心傾斜

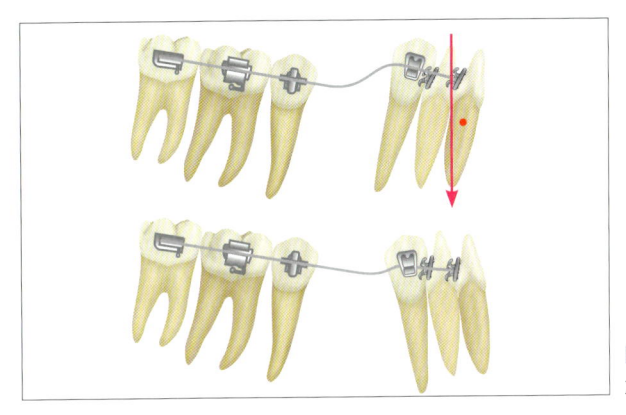

図 30-4　犬歯の遠心傾斜と 4 前歯の舌側傾斜
犬歯が遠心傾斜しながら 4 前歯を舌側に巻き込む．

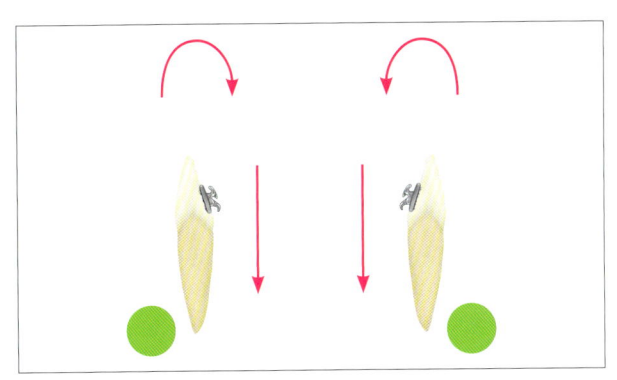

図 30-5　歯根尖部と皮質骨の接触
4 前歯と犬歯の歯根が唇側の皮質骨に接し，フリーズ状態になる．

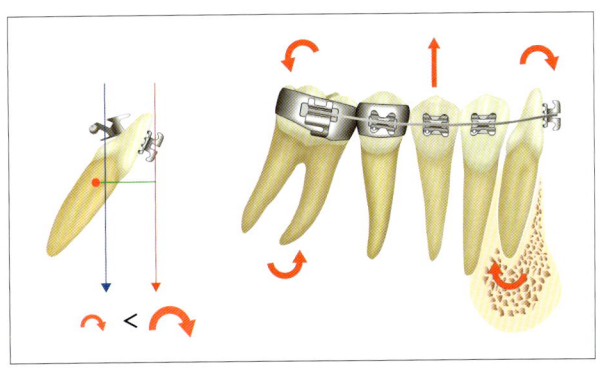

図 30-6　ラビアル矯正における犬歯の動き
ラビアル矯正では圧下力の力線がリンガル矯正と比べて抵抗中心の唇側にくるため，犬歯が遠心傾斜しにくく，舌側皮質骨に歯根があたって圧下しにくい．

ボーイングイフェクト

QUESTION 31

ボーイングイフェクト

バーティカルボーイングイフェクトの初期のサインと予防策・対処法を教えてください

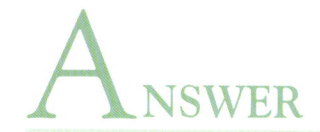

ANSWER

初期のサイン

前歯が扇状になってきて中切歯が垂れこんでくると同時に倒れこみが認められます．また，小臼歯部の咬合接触がなくなるので，咬合状態をよく観察することが大事です（図31-1）．

予防策・対処法

①上　顎

予防策として，ブラケットスロットの位置が歯の抵抗中心よりも舌側にある（ティッピングが強い）場合は，前歯を前方へアドバンスさせ，抵抗中心よりも唇側にもっていくことが大切です（図31-2）．

対処法として，ブラケットスロットの位置が抵抗中心よりも唇側にある場合は，リトラクションを中止し，フルサイズに近いβ-チタンワイヤーを用いて犬歯の遠心にアンチボーイングベンドを入れ，前歯に十分なトルクの付与を行ってしばらく待ちます（図31-3, 4）．また，.016×.016ステンレスワイヤーを側切歯と犬歯の間で分離し，.014 NiTiワイヤーを図31-5に示すようにオーバーレイする「オーバーレイテクニック」が有効です．上顎4前歯には圧下力，犬歯には挺出力が加わり，バーティカルボーイングイフェクトによって生じたボーイングを改善できます．

②下　顎

予防策としては，図31-6, 7に示すように犬歯の遠心にゲーブルベンドを付与し，前歯に挺出力を加えます．

対処法としては，.016×.016 β-チタンワイヤーに図31-7に示すような鋭角的なゲーブルベンドを付与して犬歯と第二小臼歯の傾斜を改善します．シビアなバーティカルボーイングイフェクトも4カ月程度で改善できます．

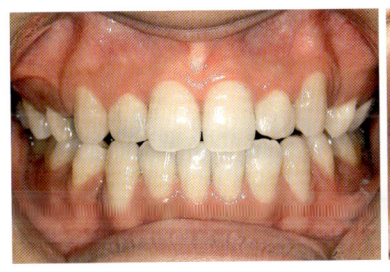

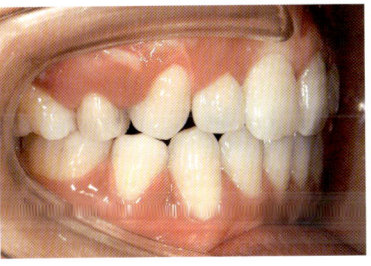

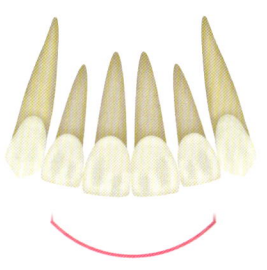

図 31-1　バーティカルボーイングイフェクトの初期のサイン
前歯は扇状になり，小臼歯の咬合接触がなくなる．

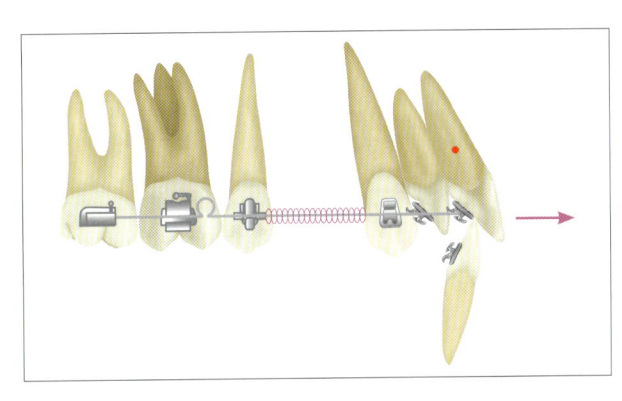

図 31-2　前歯の前方へのアドバンス
.016 ラウンドワイヤー，オープンコイル，アクティブオメガループで前方拡大を行う．合理性を無視すれば一番シンプルで，この方法が一番よい（アドバンス量はそれほど多くない）．

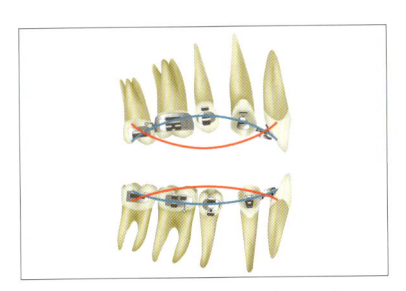

図 31-3　アンチボーイングベンド

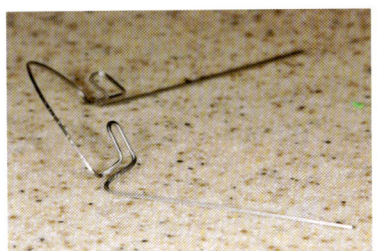

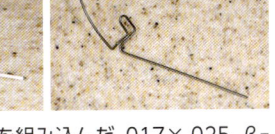

図 31-4　アンチボーイングベンドを組み込んだ .017×.025 β-チタンワイヤー

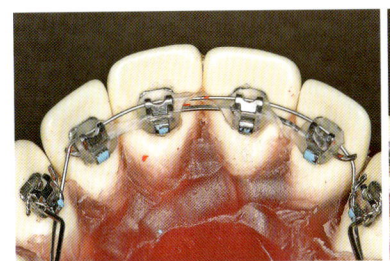

図 31-5　オーバーレイテクニック

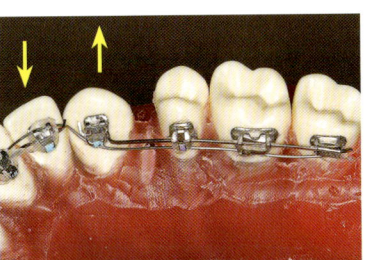

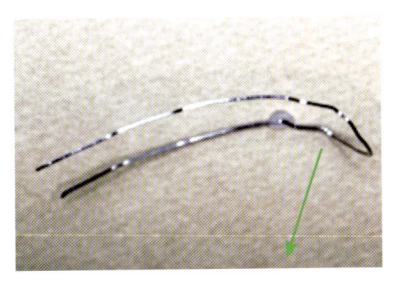

図 31-6　前歯部寄りのオフセンターベンドになるベンディング
犬歯の遠心にゲーブルベンドを加える．

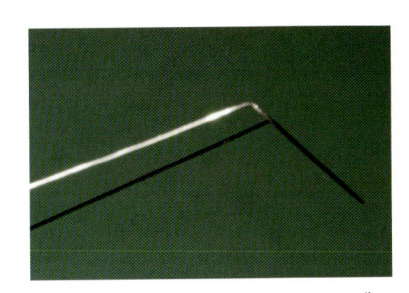

図 31-7　下顎犬歯の遠心に加えたゲーブルベンド

ボーイングイフェクト　65

エラスティックの使用

QUESTION 32

エラストメトリックチェーンやフック，ボタンの使用方法について教えてください

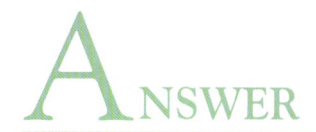

ANSWER

リンガル矯正では上下顎ともに舌側からのエラスティック使用が望まれますが（図32-1），患者本人が口腔内の内側にゴムを掛けることは困難を伴います．そのため，プラスチックボタンを唇側にボンディングする方法も多く選択されます（図32-2）．

臨床のヒント これがエラストメトリックチェーンの効果的な使い方です！

しかし，前歯部に垂直ゴムを使用する場合は，唇側のプラスチックボタンに顎間ゴムを使用すると歯間乳頭部への圧迫が起こるため，左右側切歯間は隣接面コンタクト部から舌側に通してブラケット下縁を通過させるとよいでしょう（図32-3）．

なお，オープンバイトの症例において舌側どうしで垂直ゴムをかけると徐々に唇側傾斜を起こしやすく，上顎の舌側から下顎の唇側へゴムを掛ける場合には，該当部位のオーバージェットが増加しやすいので注意が必要です（図32-4, 5）．

舌側からの顎間ゴムの使用には，コバヤシフックやレバーアーム型フック（クリンパブルフックなど）が装着されます．

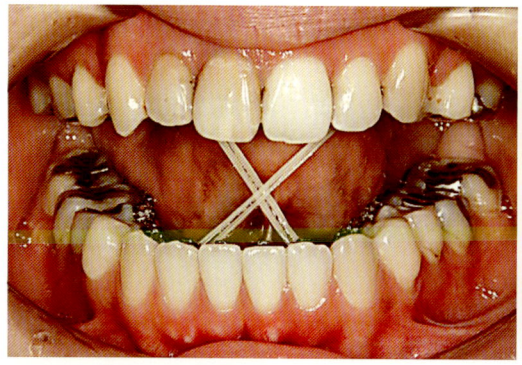

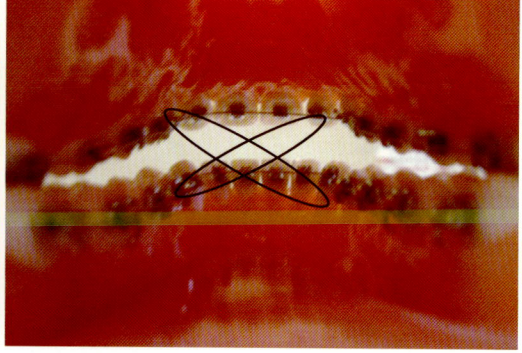

図32-1　舌側からの垂直ゴムの使用法

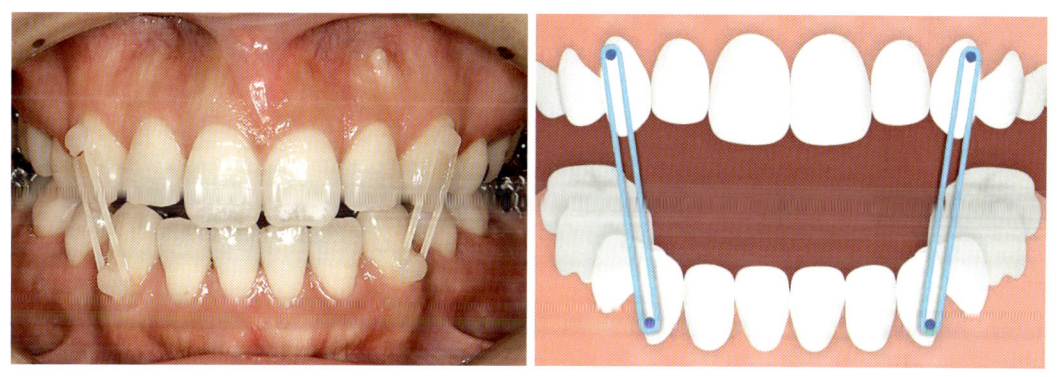

図 32-2　唇側のプラスチックボタンによる垂直ゴムの使用法

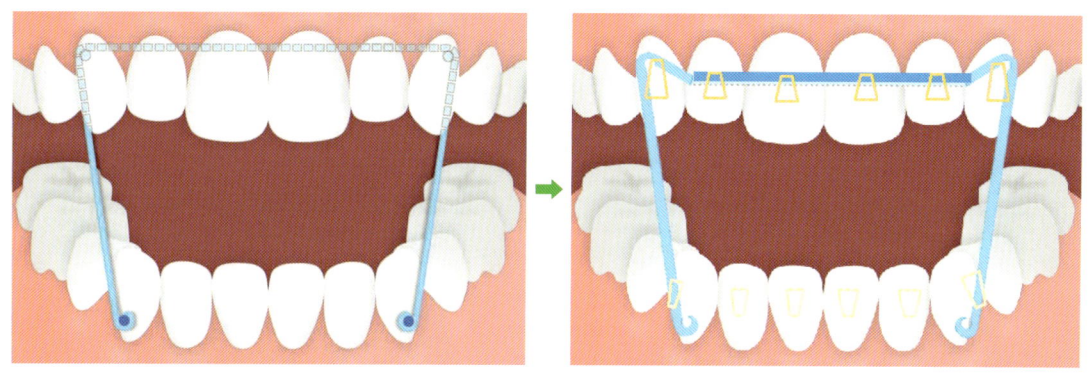

図 32-3　垂直ゴム装着時の工夫
唇側のプラスチックボタンから顎間ゴムを使用すると歯間乳頭部への圧迫が起こるため，左右側切歯間は隣接面コンタクト部から舌側に通してブラケット下縁を通過させる．

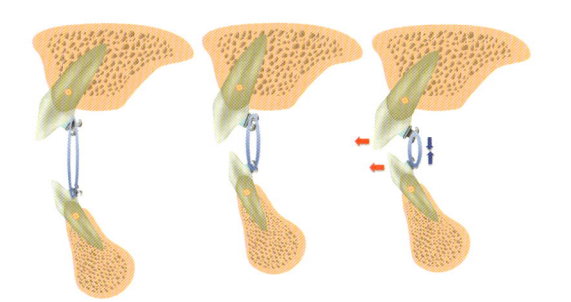

図 32-4　オープンバイトの症例への垂直ゴムの使用（舌側どうし）
歯軸は唇側へ傾斜しながら挺出し，オーバーバイトの改善が得られない．

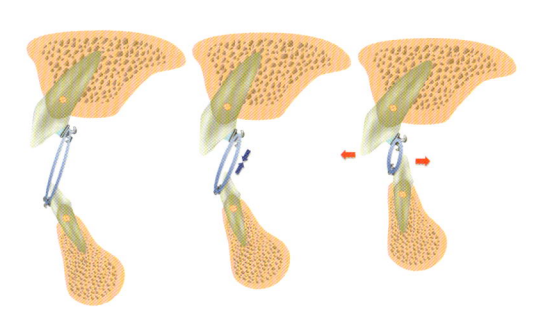

図 32-5　オープンバイトの症例への垂直ゴムの使用（上顎：舌側，下顎：唇側）
上顎は唇側傾斜，下顎は舌側傾斜が起こり，オーバージェットの増加をまねきやすい．

アンカースクリューの使用

QUESTION 33
アンカースクリューの埋入部位と牽引方向について教えて下さい

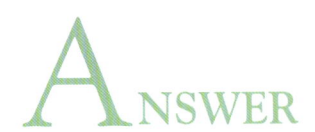

ANSWER

　アンカースクリューは上下顎さまざまな部位に埋入できますが，ラビアル矯正（図33-1）とリンガル矯正（図33-2～7）では埋入部位の違いがあります．
　アンカースクリューの埋入部位（支点）と牽引力をかける部位（作用点）の2点間のベクトルが歯の移動様式に関係するので，歯の抵抗中心とブラケットスロットの位置関係を考慮したバイオメカニクスの理解が大切です．

上　顎
① 口蓋歯槽部（図33-2）
② 口蓋正中（図33-3）
③ 歯槽部（図33-4）
④ 上顎結節（図33-5）

下　顎
① 頰側歯槽部（図33-6）
② 臼後隆起（図33-7）

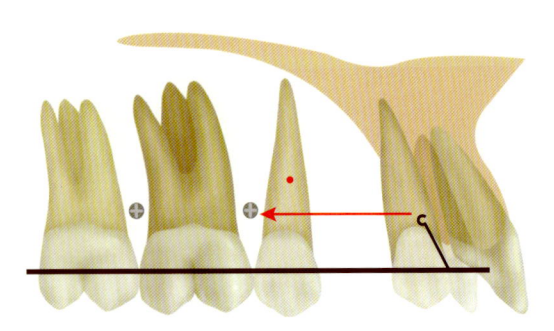

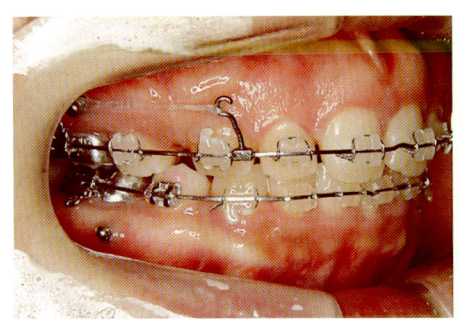

図33-1　ラビアル矯正における頰側歯槽部へのアンカースクリュー埋入
アンカースクリューからの牽引方向はワイヤーと平行で，水平的に後方移動させることができる．

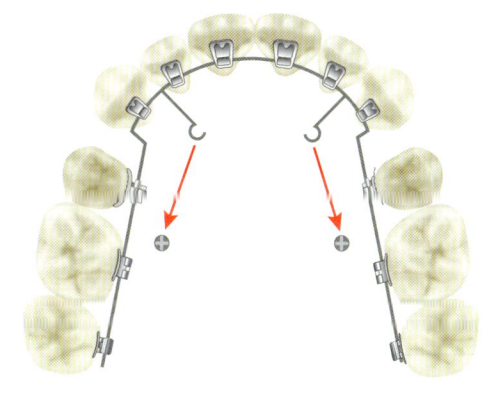

図 33-2　上顎口蓋歯槽部
アンカースクリューの位置とフックの長さを調節することでワイヤーと平行に牽引する．

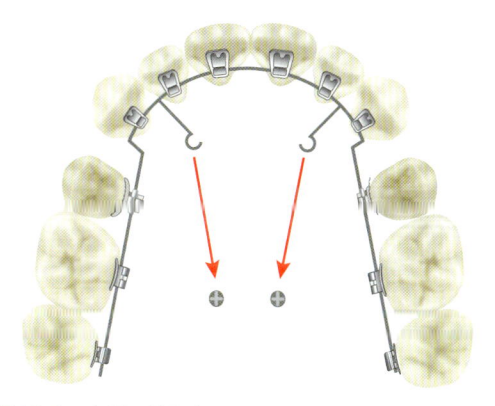

図 33-3　上顎口蓋正中
アンカースクリューの位置とフックの長さを調節することで，水平方向よりも垂直方向に牽引する．1本だけ埋入することもある．

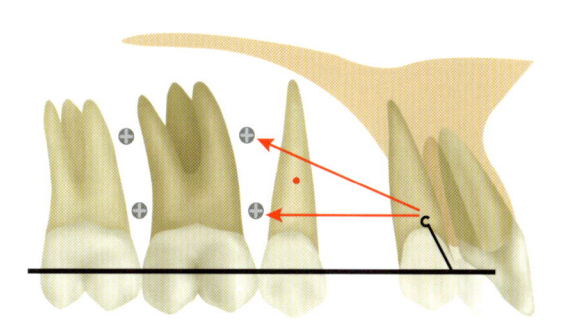

図 33-4　上顎頰側歯槽部
アンカースクリューの位置とフックの長さを調整することで，水平方向，垂直方向に牽引する．

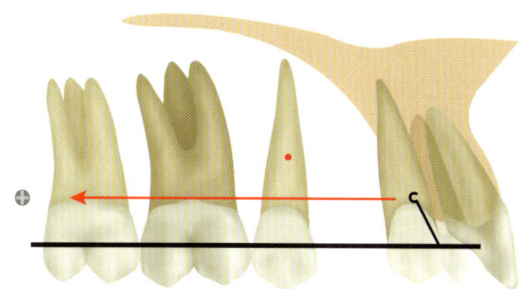

図 33-5　上顎結節
上顎歯列全体を後方移動する場合に，水平方向に牽引する．

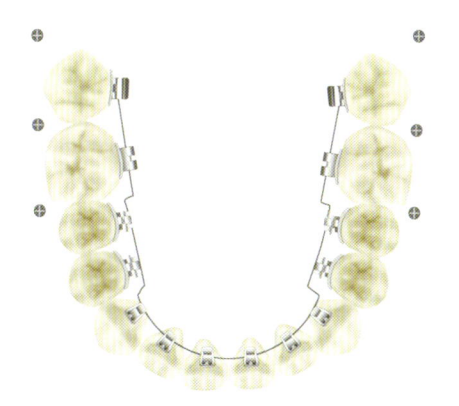

図 33-6　下顎頰側歯槽部
下顎歯列全体を後方移動する場合に，水平方向に牽引する．

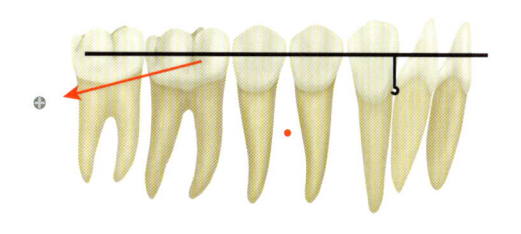

図 33-7　下顎臼後隆起
歯を遠心傾斜させながら下顎を移動する場合に埋入する．遠心傾斜の量によっては歯槽部に埋入する場合もある．

アンカースクリューの使用

QUESTION 34

アンカースクリューを固定源にしてリトラクションすれば，ラビッティングは起こりませんか？

ANSWER

　リンガル矯正では，前歯をリトラクションする際に上顎前歯の挺出と舌側傾斜が起こり，いわゆる「ラビッティング」といわれる現象が起こりやすいといわれています．

　これはブラケットが舌側に位置するために，リバースカーブによって前歯部に圧下力を加えてもリンガルルートトルクが発生しにくいことが一因です．

　この欠点を補うためには，図 34-1 に示すように「レバーアーム」とよばれる長いフックを前歯部に装着し，フックを牽引することによって前歯にかかる牽引力のトルクや圧下力を変化させます．

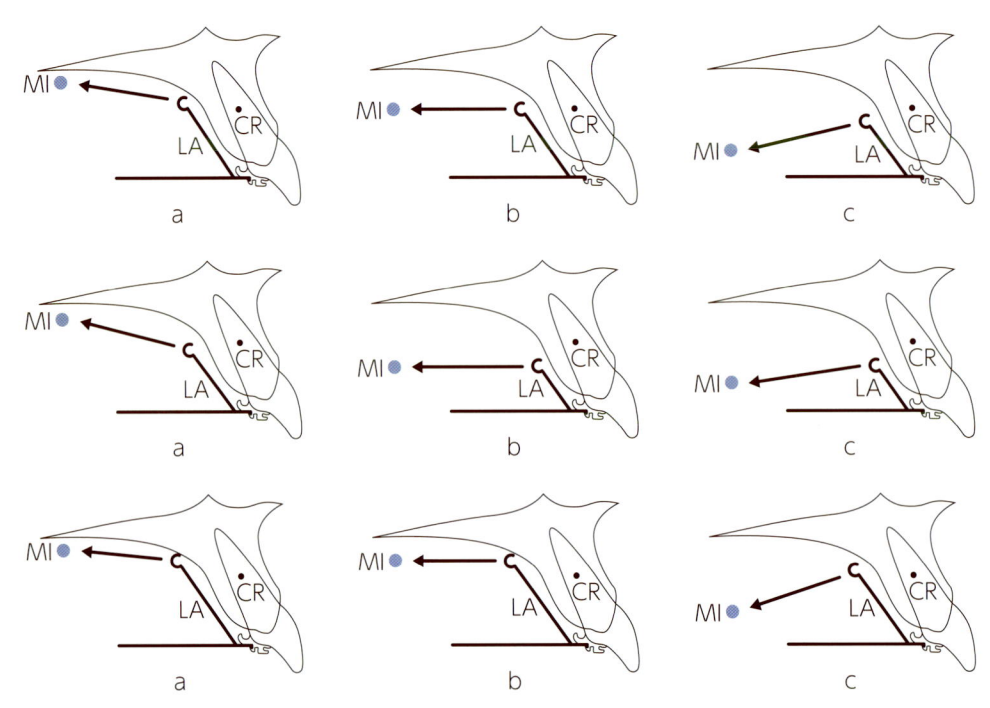

図 34-1　抵抗中心，レバーアーム，アンカースクリューとの位置関係のバリエーション
(Ryoon-Ki Hong：Lever-arm and Mini-implant System for Anterior Torque Control during Retraction in Lingual Orthodontic Treatment. Angle Orhodontist, 75 (1)：2005. より)

この力系には，抵抗中心の位置，フックの長さ，固定源の位置，牽引力，歯軸などが関与します．固定源を口蓋のアンカースクリューにすることで，アンカーロスを防ぐとともに，力系の組み立て方にさまざまなバリエーションが生まれるので，圧下力とリンガルルートトルクをかける方法を選択することによってラビッティングを起こさずに前歯を牽引することが可能になります．ただし，フックの長さやアンカースクリューの位置には解剖学的制限がありますし，左右の対称性も考慮する必要があります．

　適用にあたっては，図 34-2 に示すような側面頭部エックス線規格写真によってどのような力がかかっているかを判断しておくことは有用です．そして来院ごとに歯の動きを注意深く観察し，力をコントロールしていくことが大切です．

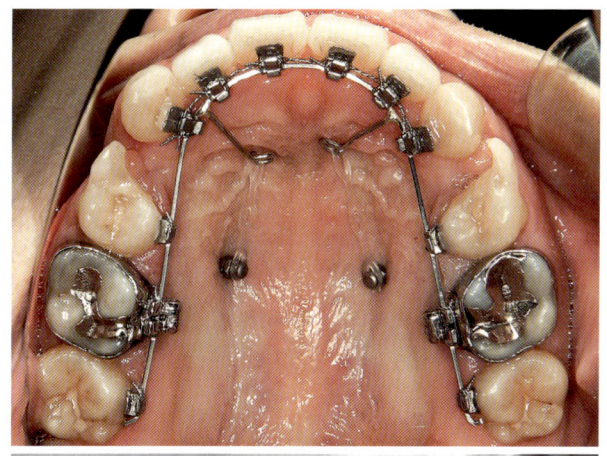

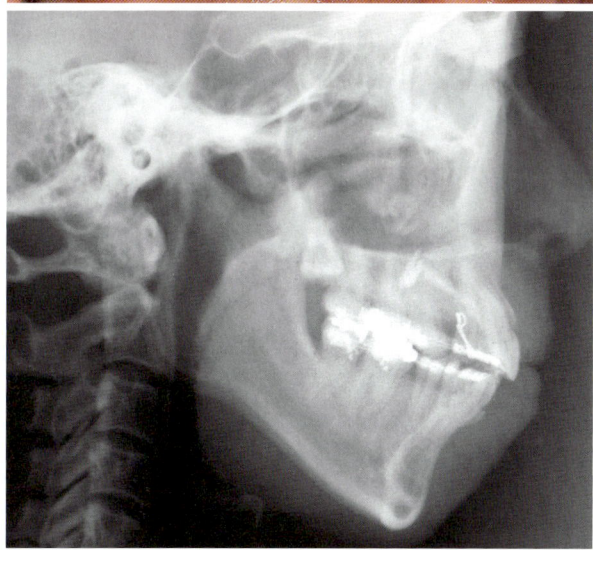

図 34-2　レバーアーム（フック）とアンカースクリューを用いた前歯リトラクションの一例
下図は本症例の前歯リトラクション時の側面頭部エックス線規格写真を示す．上顎前歯，フック，アンカースクリューの位置関係を観察することができる．

アンカースクリューの使用

QUESTION 35

アンカースクリューの併用による上顎洞炎発症の可能性について教えてください

ANSWER

　アンカースクリューが上顎洞に穿孔することにより上顎洞炎を起こす可能性があります．したがって，アンカースクリューの適用にあたっては代替治療法の選択肢も考慮したうえで，目標とする治療ゴールの達成のためにどうしても必要であると考えられる症例に対してのみ計画すべきであると考えます．そして施術にあたっては，CTなどで精査を行い，骨の厚み，歯根との距離などを計測し，安全を第一としたうえでメカニクスを組み立てていきます．また，清潔を心がけることも感染を防ぐうえで大切です．

　2012年に日本矯正歯科学会から出された「歯科矯正用アンカースクリューガイドライン」によると，「アンカースクリューの使用にあたっては外科的処置を伴うため，器材の滅菌，清潔操作が可能な機器，器材の設備が必要である．また，安全な埋入のための診断機器が必要であり，骨の厚みの確認，歯根への損傷の回避，解剖学的に安全な部位の確保などのためにX線撮影装置が必要である．特に，CBCTなどの三次元診断が可能な機器の使用が望ましい」とされています．

　筆者らは，埋入後に抗生剤，含嗽剤，消炎鎮痛剤を投与し，アンカースクリュー周囲を清潔に保つようにしています．

　図35-1のように，アンカースクリューが上顎洞に穿孔している場合においても，必ずしも上顎洞炎が惹起されるわけではありませんが，感染が伴うことによって上顎洞炎やほかの重症感染症がみられた場合には，アンカースクリューを撤去し，すみやかに消炎処置を行うべきでしょう．

　なお，上顎洞や鼻腔底への穿孔，歯根や血管の損傷を避けるという点で口蓋正中付近が安全といえます（図35-2）．

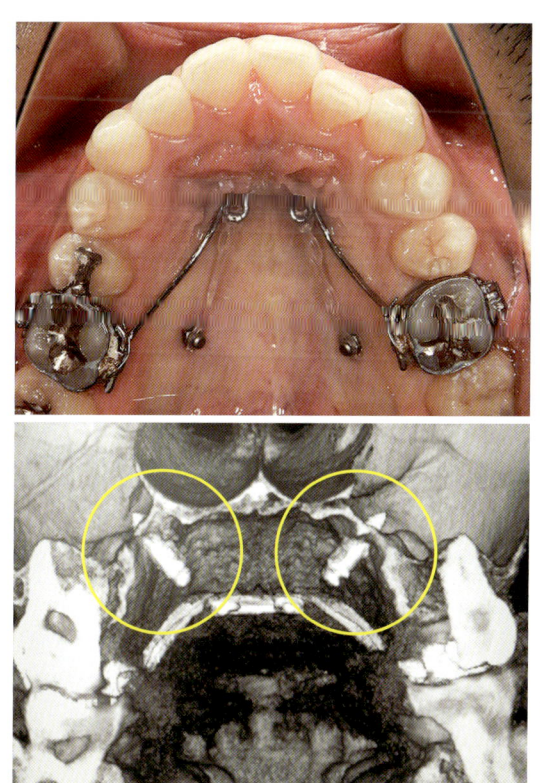

図 35-1　アンカースクリューの上顎洞への穿孔
アンカースクリューの上顎洞への穿孔が疑われるが，本症例においては上顎洞炎の症状は認められなかった．

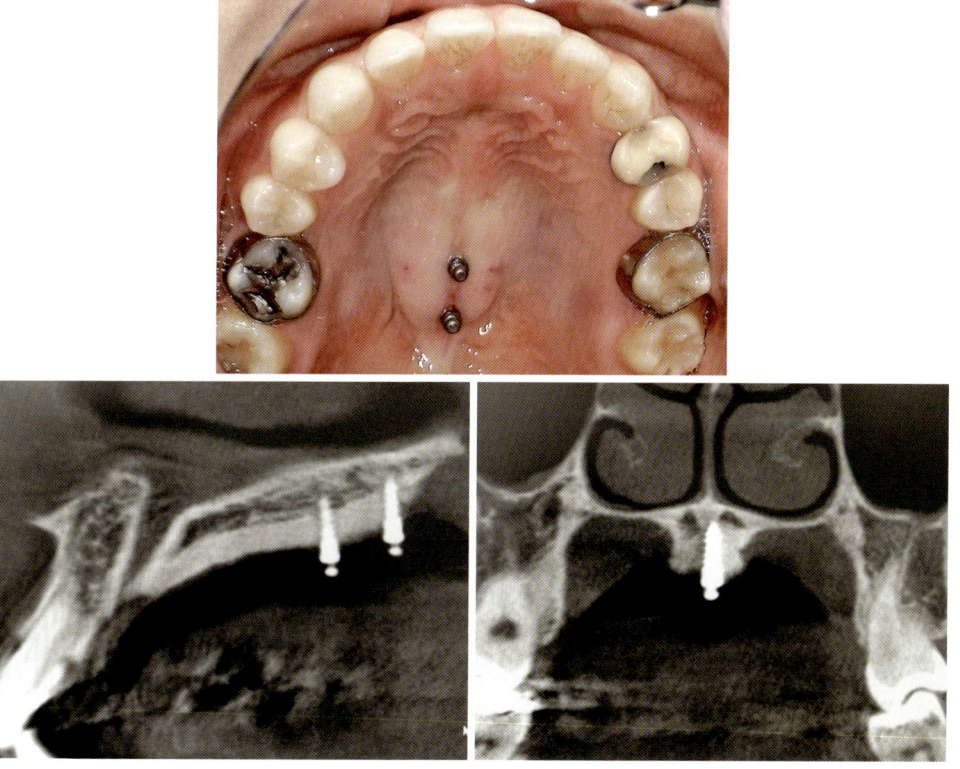

図 35-2　口蓋正中付近に埋入したアンカースクリューの一例

アンカースクリューの使用 | 73

ガミースマイルへの対応

QUESTION 36

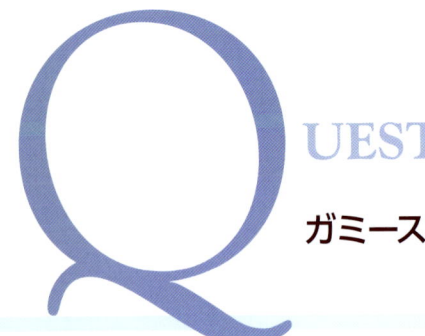

ガミースマイルへの対処法を教えてください

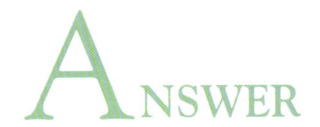

ANSWER

上　顎

　レジンキャップとハイプルJフックヘッドギアを用いて上顎4前歯を圧下して対処しています（図36-1, 2）．夜間に5カ月使用することで4mmの圧下が得られます．
　また，アンカースクリューを使用することによって上顎前歯の圧下をはかることもあります（図36-3）．

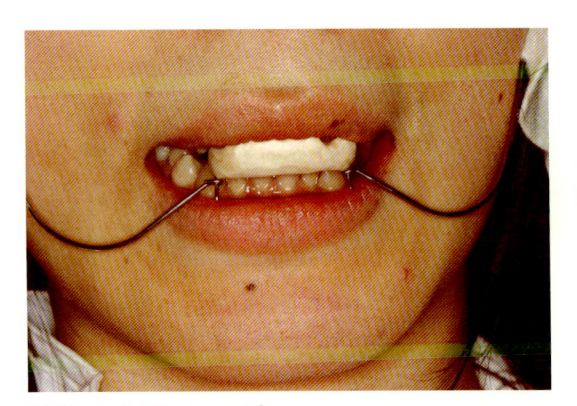

図36-1　レジンキャップ

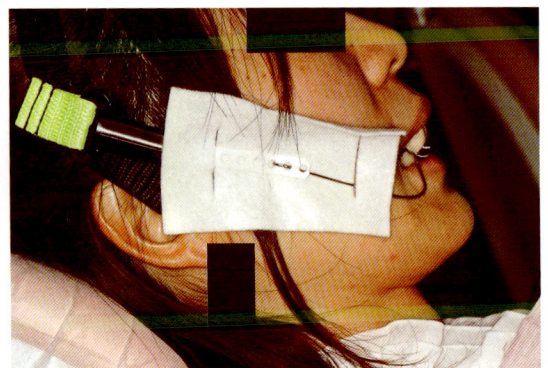

図36-2　Jフック
Jフックは短く切って使用し，パットはチンキャップ用に2カ所切れ目を入れてJフックを通す．

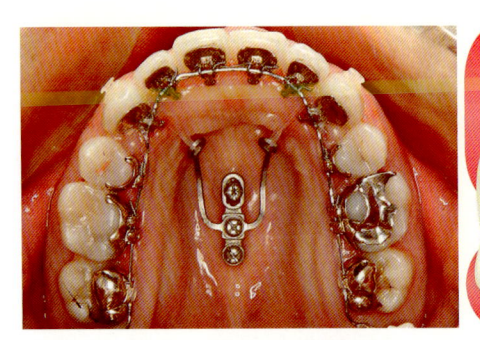

図36-3　アンカースクリューの使用例

下　顎

スピー彎曲が大きいケースでは下顎前歯が圧下されやすいため，上顎4前歯を圧下する量が減少してガミースマイルを改善できません．そこで，下顎犬歯のブラケット遠心から鋭角的にゲーブルベンドを付与し（QUESTION ㉛参照），下顎前歯に挺出力が加わるようにして圧下量を可及的に抑えるようにしています（図36-4, 5）．

治療例を図36-6〜8に示します．

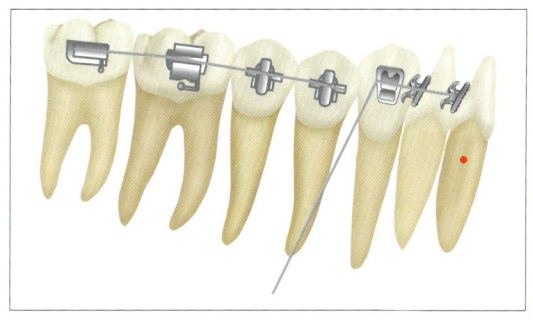

図 36-4　非抜歯ケース
レベリング初期より犬歯の遠心にゲーブルベンドを加え，前歯に挺出力が加わるようにする．

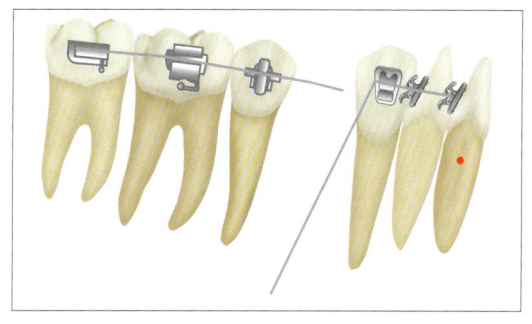

図 36-5　抜歯ケース
抜歯ケースも同様にレベリング初期より犬歯の遠心にゲーブルベンドを加える．

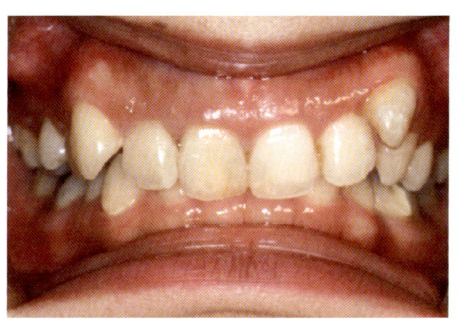

図 36-6　初診時
Angle Ⅱ級2類，下顎側切歯の先天性欠如．

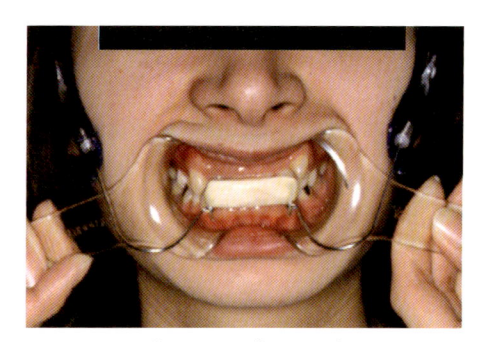

図 36-7　レジンキャップとハイプルJフックヘッドギア

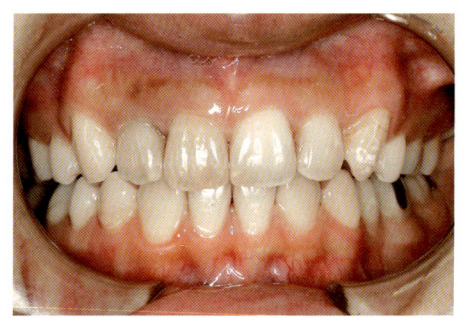

図 36-8　治療後
上顎中切歯に3mm弱の圧下が認められる．

QUESTION 37

他の治療法との併用

マウスピース型矯正装置との併用について治療方法としての見解を聞かせてください

ANSWER

　マウスピース型矯正装置は「みえない」矯正装置のニーズにともない，患者サイドの利便性と術者側の簡便性からその需要が急増しています．従来のワイヤーを使った矯正に比較して治療精度の問題点を指摘されてきましたが，ここ数年，アタッチメントの進化や術者の豊富な臨床経験からマウスピース型矯正装置による高度なルートコントロールが可能になってきたといわれています．ただし，小臼歯の捻転や大臼歯の近遠心傾斜は，セクショナルなワイヤー矯正で改善してからマウスピース型矯正装置による治療に移行したほうが治療期間の短縮がはかれると考えられます．また，抜歯ケースにおいても，犬歯のリトラクションをワイヤー矯正で行ってからマウスピース型矯正装置に移行することで，治療精度が向上し治療期間も短縮されると考えられます．

　リンガル矯正は従来，成人患者を主な対象としていましたが，最近では脱灰の軽減化，吹奏楽器使用の容易性やスポーツ外傷の減少など若年層にも浸透してきました．マウスピース型矯正装置との併用により，高価なイメージの強かったリンガル矯正がさらに身近な矯正法として，今後広まるのではないかと考えられます．

　患者側の経済的負担に関しては，マウスピース型矯正装置の費用にワイヤー矯正の費用を含めてしまえば経済的負担も少なくなりますし，また術者のストレスも軽減できると考えられます．

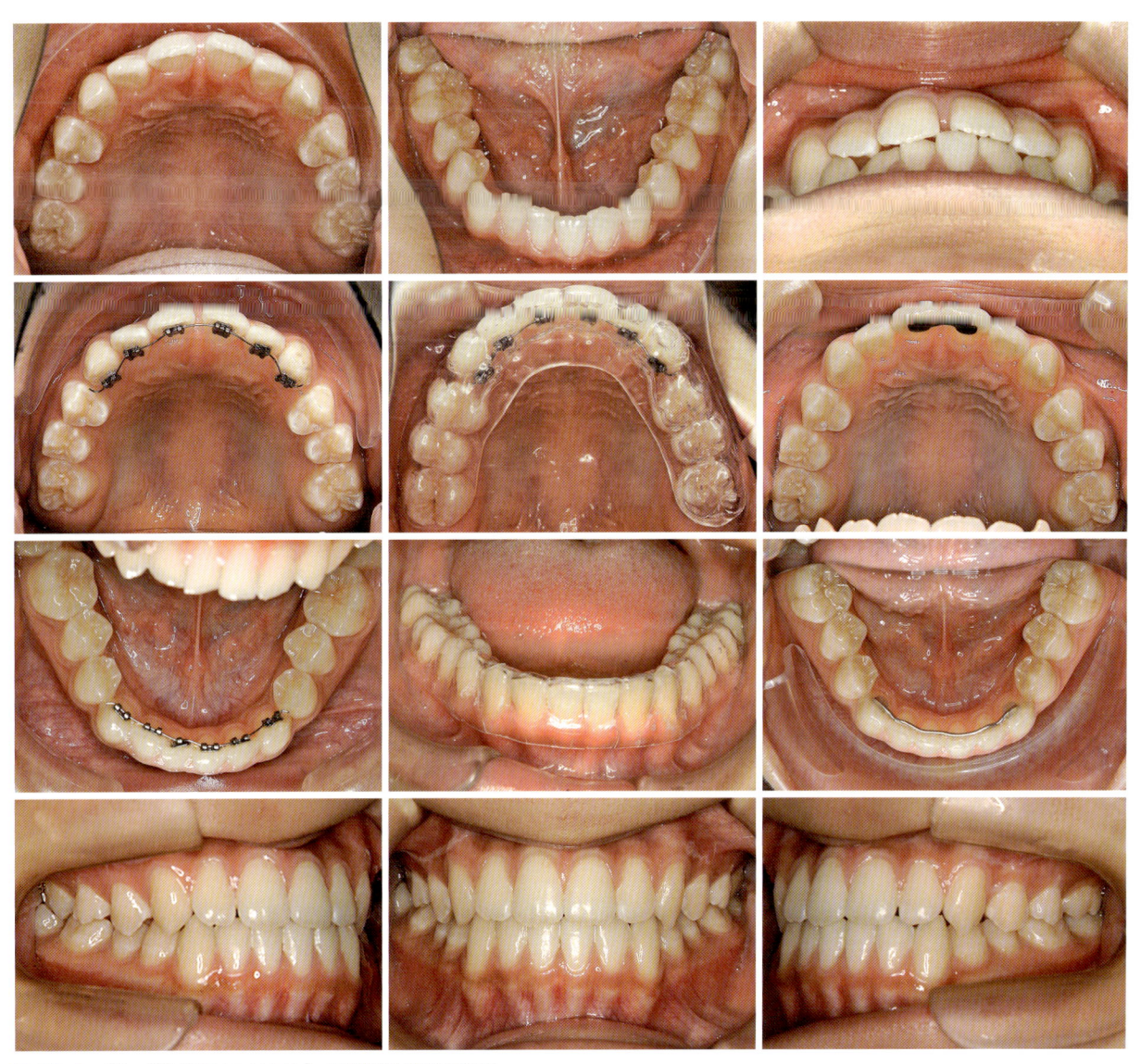

図 37-1　リンガル矯正とマウスピース型矯正装置の併用
前歯反対咬合を第Ⅰ期治療で改善後，前歯の空隙と叢生を主訴に来院した．上顎前歯の空隙歯列の改善を目的としてリンガルブラケットとマウスピース型矯正装置を併用したところ，約1年後に上顎前歯の空隙が閉鎖されたため，1+1 にボンディングリテーナーを装着した．その後，下顎前歯叢生も同様にマウスピース型矯正装置との併用を行った．
1段目：初診時．オーバージェットが大きい．
2段目：上顎前歯治療時（左：2Dブラケット装着時，中：マウスピース型矯正装置装着時，右：ボンディングリテーナー装着時）
3段目：下顎前歯治療時（左：2Dブラケット装着時，中：マウスピース型矯正装置装着時，右：ボンディングリテーナー装着時）
4段目：治療終了時

他の治療法との併用　77

他の治療法との併用

QUESTION 38

パラタルバーを使用すると第一大臼歯の近心に食物残渣が生じますが改善方法を教えてください

ANSWER

　リンガル矯正においてパラタルバーは，上顎の固定を増強するためによく使われます．その際，第一大臼歯の近心部にはブラケット，ワイヤー，パラタルバー，アーチワイヤーの結紮線，パラタルバー固定用の結紮線が使用され，場合によってはエラストメトリックチェーンも通過します．そのため，食物残渣が生じやすく，患者が自分で清掃するのは非常に大変です．

　それを少しでも防ぐため，まず，アーチワイヤーの結紮とパラタルバー固定用の結紮を遠心側で行います（図38-1）．そして，パラタルバーの遊離端を切り離します（図38-2, 3）．

　そのうえで，患者には毎食後にタフトブラシを使用して確実に食物残渣を除去してもらいます．

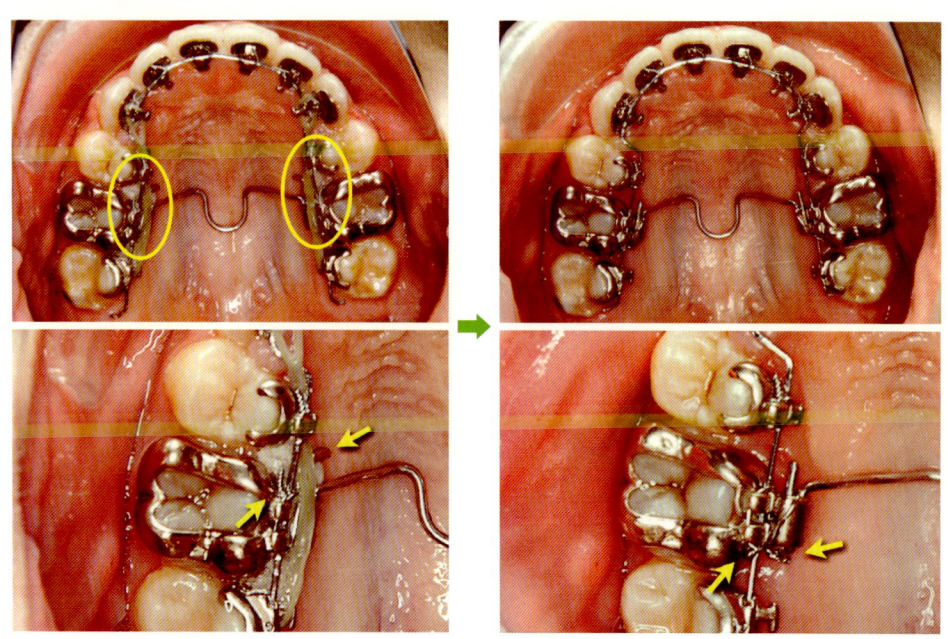

図38-1　アーチワイヤーの結紮とパラタルバー固定用の結紮
アーチワイヤーの結紮とパラタルバー固定用の結紮をすべて遠心側で行う．

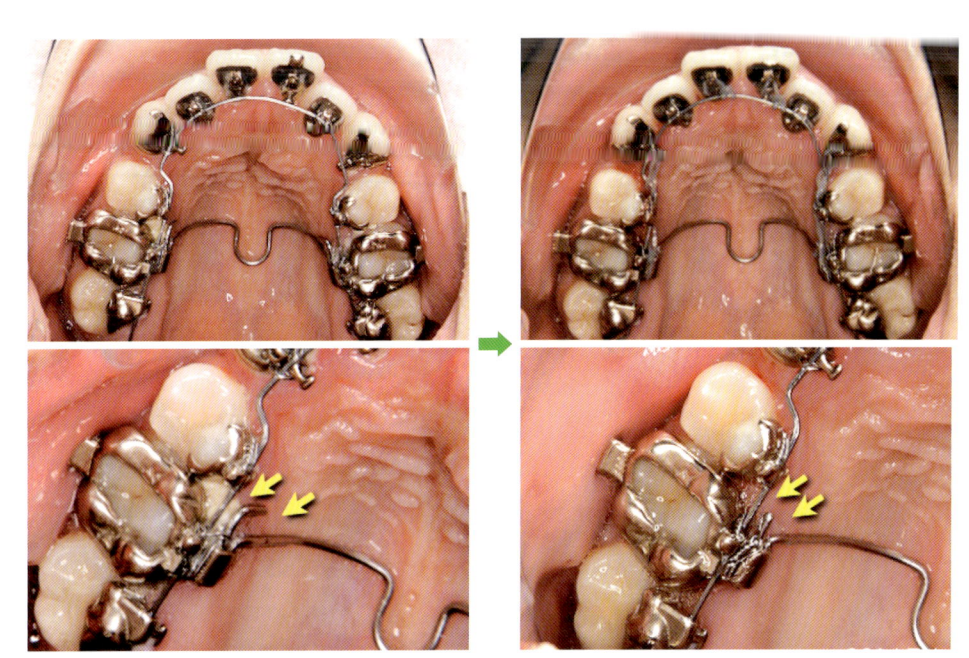

図 38-2 パラタルバー遊離端の処理
パラタルバーの遊離端を切り離すと，食物残渣を少なくできる．

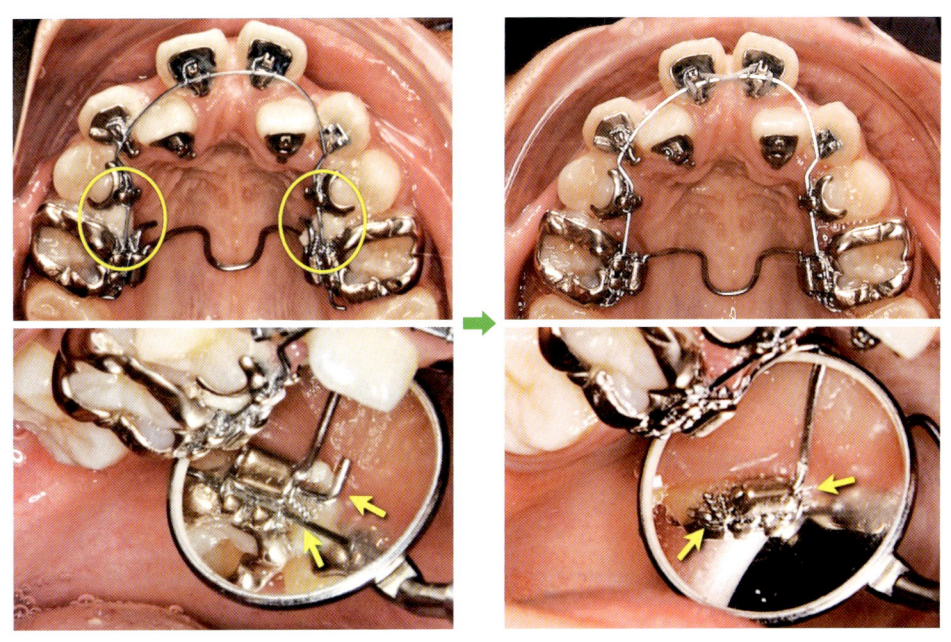

図 38-3 食物残渣の防止
遠心側での結紮とパラタルバー遊離端のカットを同時に行っている．

ハーフリンガル

QUESTION 39

上下顎アーチワイヤーのコーディネーションの仕方とその基準について教えてください

ANSWER

　ハーフリンガル（上顎：リンガル矯正，下顎：ラビアル矯正）におけるアーチワイヤーのコーディネーションでは，マッシュルームアーチワイヤーの場合，側切歯部までは上下顎でほぼ同じアーチフォームにしますが，上顎は犬歯部でインセットを行うため幅径が狭くなり（図39-1〜3），小臼歯より後方は犬歯 – 小臼歯のインセット量に応じて上下顎で平行になるのが基本です．インセット量はブラケットの種類によって変わります（図39-4）．

　なお，トランスバースボーイングイフェクトに対するアンチボーイングカーブを屈曲する場合は，リンガル矯正ではアーチワイヤーに顕著に表れるため，コーディネーションの形状が変わるので注意が必要です．

　ストレートアーチワイヤーの場合は，上顎犬歯間のアーチフォームが狭くなります．

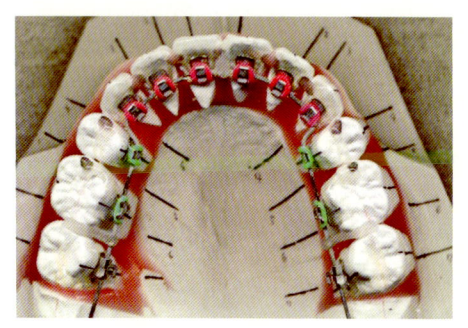

図39-1　セットアップ模型上のアーチフォーム（上顎：リンガル矯正）

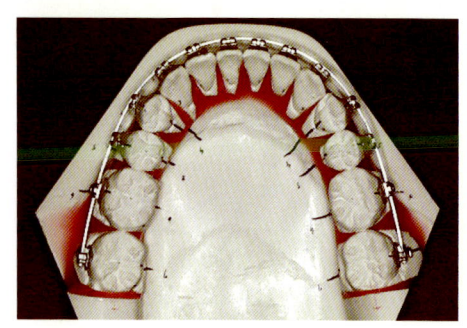

図39-2　セットアップ模型上のアーチフォーム（下顎：ラビアル矯正）

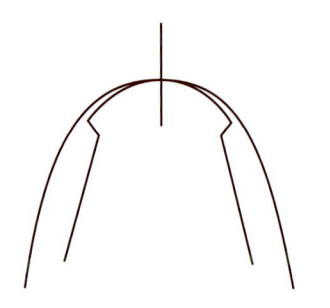

図39-3　犬歯部で狭くなるアーチフォームのコーディネーション

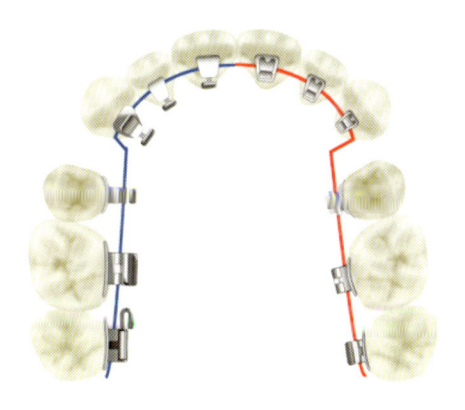

図 39-4　ブラケットの厚みの違いによるインセット量の変化
前歯ブラケットの唇舌径が厚いほうがインセット量は少なくなる．

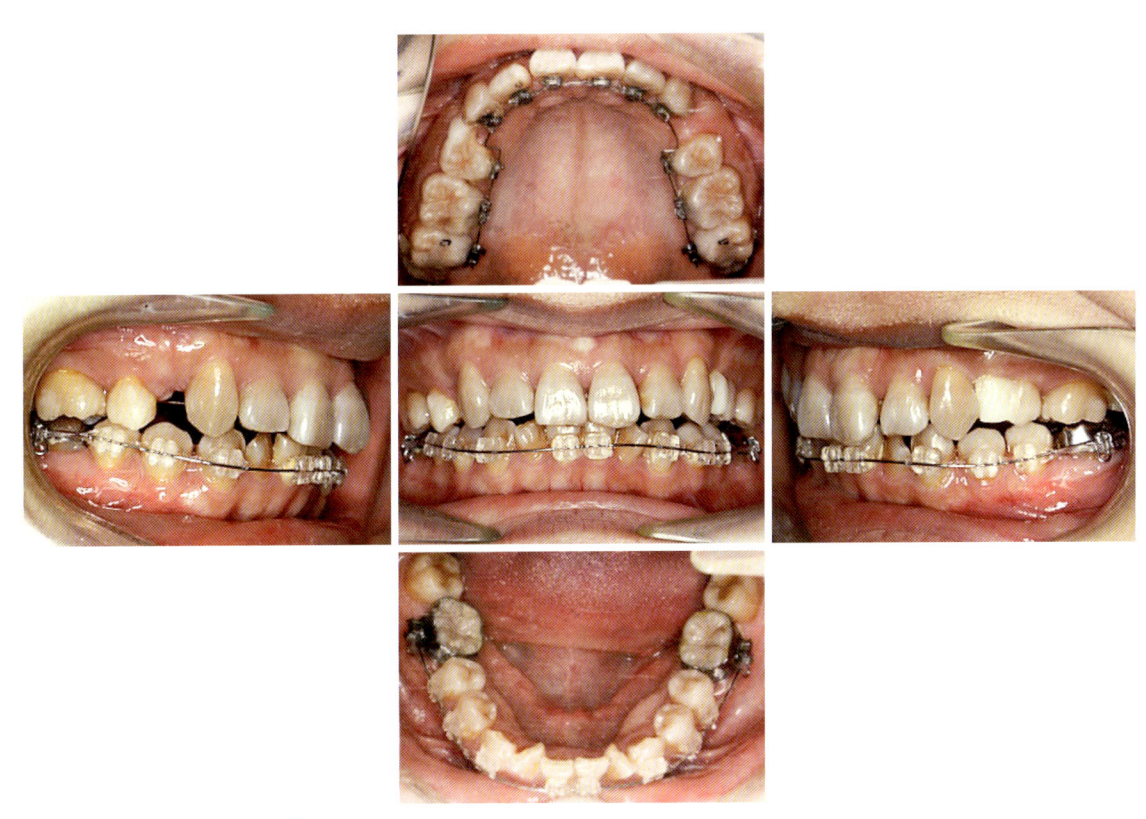

図 39-5　ハーフリンガルの実際

ハーフリンガル | 81

CAD/CAM システム

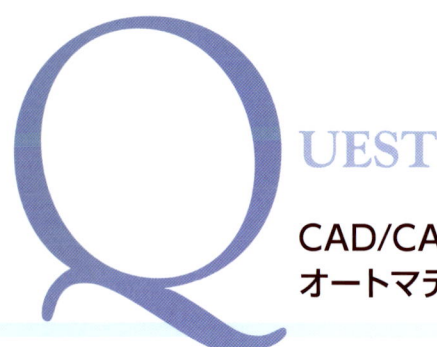

QUESTION 40

CAD/CAM システムだと
オートマティックに治療が終わりますか？

ANSWER

　CAD/CAM システムを用いて治療を行う方法が近年増えてきました（図40-1, 2）. 治療の初めに精密印象をとると，ブラケットとともにイニシャルワイヤーからフィニッシングワイヤーまでが機械で用意されるシステムもあります．

　このように CAD/CAM システムは有効な治療システムの一つではありますが，治療結果が必ずしも治療前に想定したものと一致するわけではありません．正しい診断はもちろんですが，印象採得の正確さ，セットアップの精度，それを臨床上で正確に再現することが大切になってきます．また，必ずしも思ったとおりの歯の動きをするわけではなく，たとえばボーイングイフェクトは起こりうるし，臼歯部の固定についてもきちんとマネジメントしなくてはなりません．オーバーコレクションをどう考えるかも重要です．

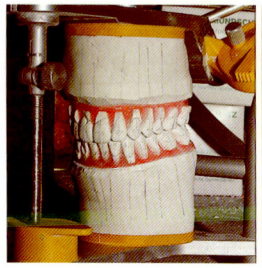

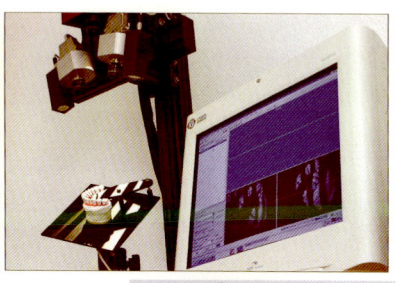

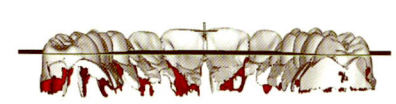

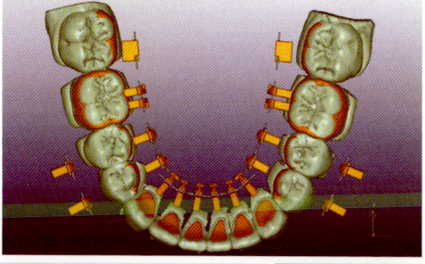

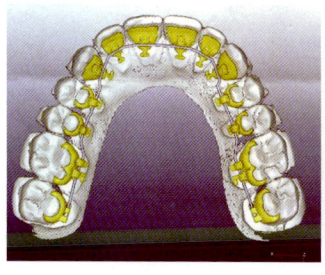

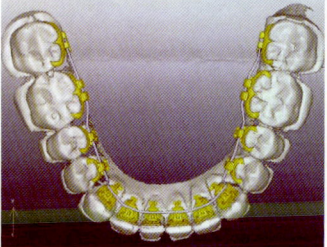

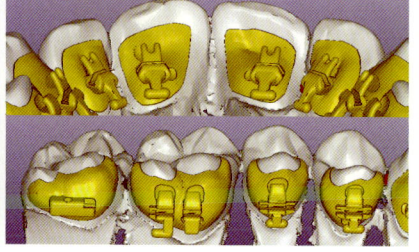

図40-1　CAD
セットアップ模型をスキャニングし，コンピュータ上でブラケット形状とポジショニング，ワイヤー形状を決定する．

臨床のヒント　CAD/CAMシステムでも抜歯のタイミングに注意が必要です！

　CAD/CAMシステムでは，ブラケット製作までの期間が長いので，最終印象からブラケット装着までの口腔内の変化に注意する必要があります．個別トレーを用いる場合以外は，ブラケット装着後に抜歯を行います．

　CAD/CAMシステムを用いればオートマティックに治療が終了すると思い込むのは危険です．リンガル矯正に対する十分な理解のうえで行うことが望まれます．

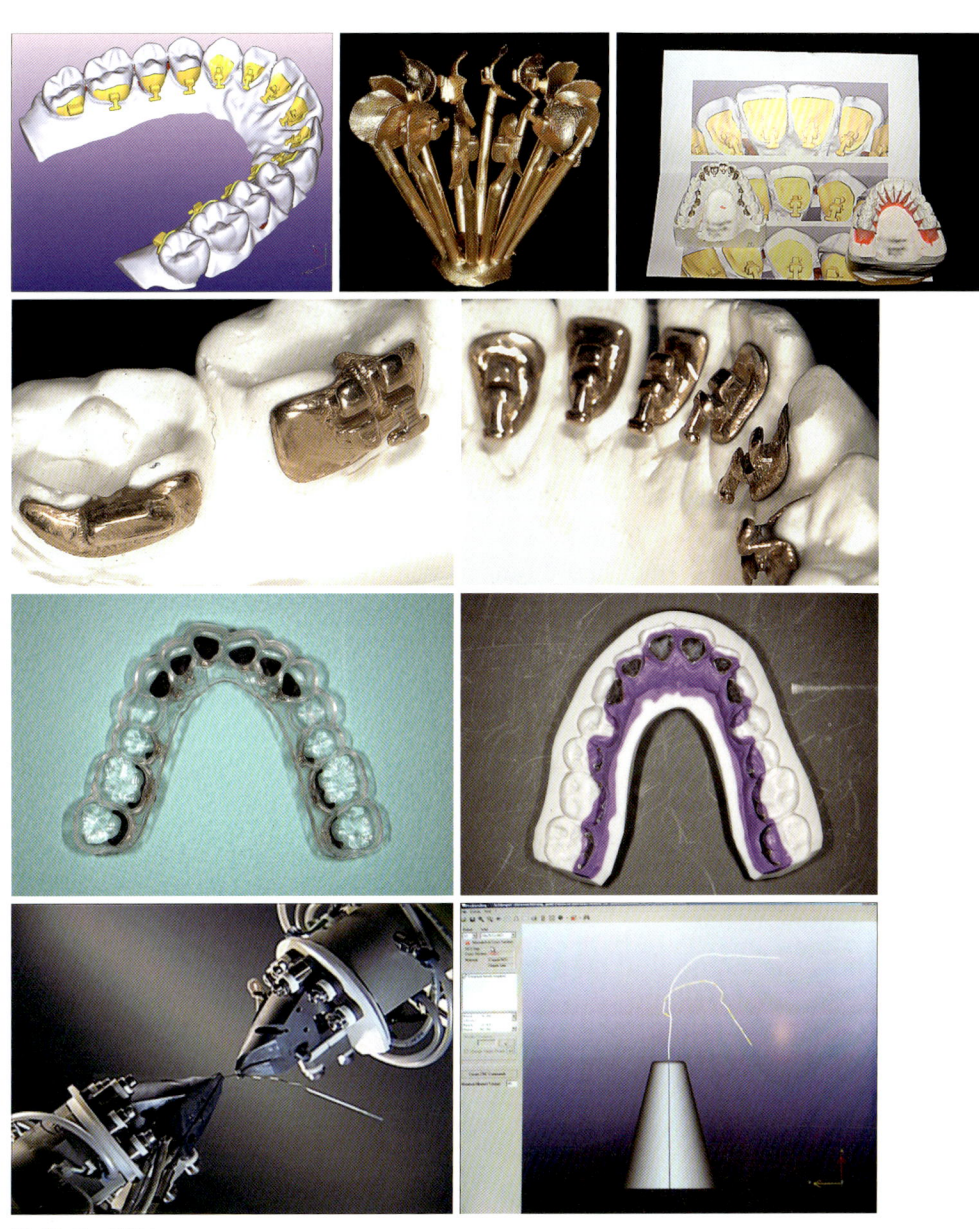

図40-2　CAM
ブラケットを製作して模型上に戻し，ブラケットポジションを確認してインダイレクトコアを製作する．使用ワイヤーはベンディングマシンで製作する．最近では口腔内スキャナーの利用やCAD/CAMを利用したデジタルトレーの製作により正確なブラケットポジションが可能になったといわれている．

CAD/CAM システム

QUESTION 41

カスタムメイドのブラケットで意図しない歯の移動が生じた場合，どのように対処すればよいのでしょうか？

ANSWER

　普段使用するブラケットと違って，カスタムメイドのブラケットは一歯一歯に合わせてCAD/CAMでつくられるものです．そのメリットとして，デジタル化によって精密なブラケットがつくられることや，歯になるべく近いところにブラケットスロットを位置づけることができるため，患者の不快感を最小限に抑えることなどが挙げられます．

　その一方で，デメリットとして，製作のステップが多いためにさまざまな場面で問題の起こる可能性があります．たとえば，印象の精度が悪いと，ブラケットベースが歯面に合わなくなり，ブラケットが歯面から浮くこともあります（印象の精度の問題ではなく，ボンディング操作のミスによりブラケットが浮くこともある）．また，セットアップの精度も関与し，セットアップされたところに移動不能の場合，セットアップどおりにはならず移動様式のコントロールも不可能となります．近年，CBCTの発展によって，歯根の位置が三次元的に観察可能となっていますが，セットアップ時には歯根状態を正確に観察しないことが多いため，厳密な正確性と精度をもったセットアップは望めません．将来的には歯根，歯槽骨の情報を含んでセットアップを製作することが可能になると思いますが，このことも認識しておく必要があります．

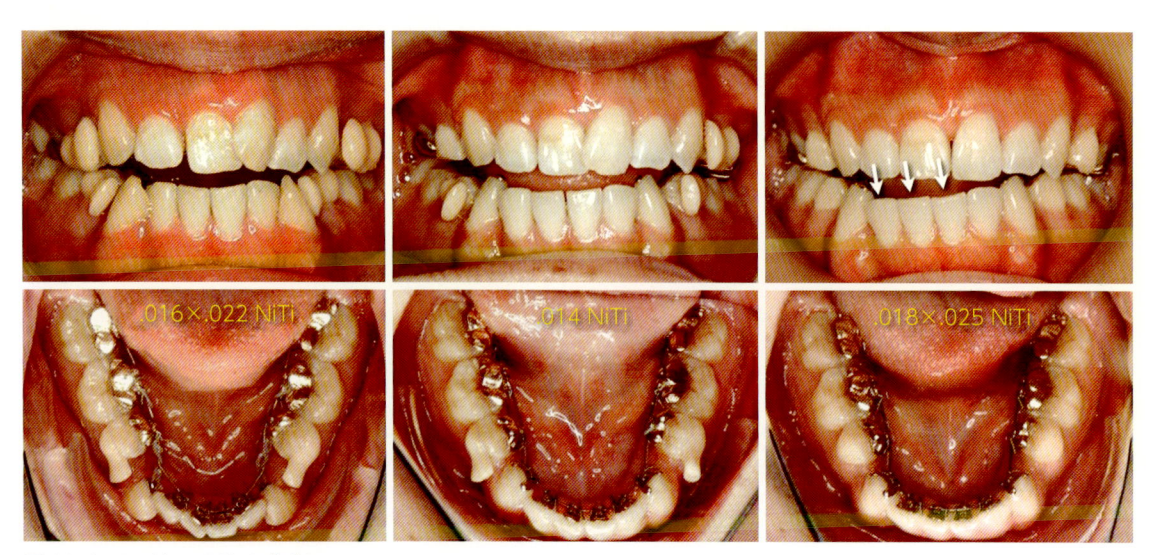

図41-1　ワイヤーのサイズダウン
ワイヤーサイズが上がるとともに下顎前歯が唇側傾斜した．ブラケットが歯面からわずかに浮いたためと考えられる．対処法としてブラケットポジションの確認やワイヤーのサイズダウンを行った．

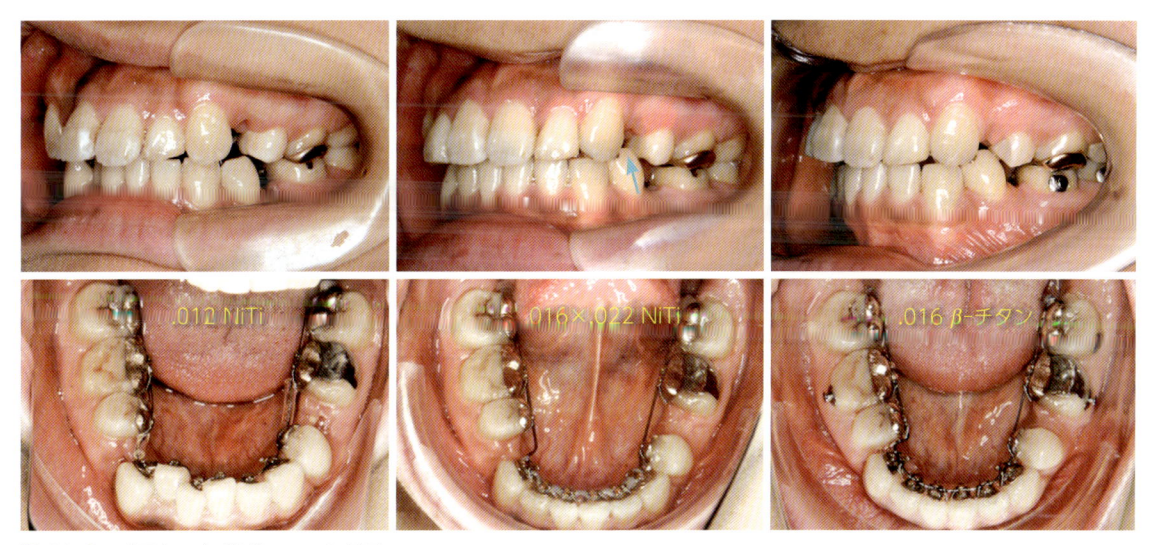

図 41-2　ブラケットポジションの変更
治療の進行にともない下顎左側第一小臼歯が徐々に挺出した．ブラケットをより浅い位置につけることによって挺出した歯を圧下した．

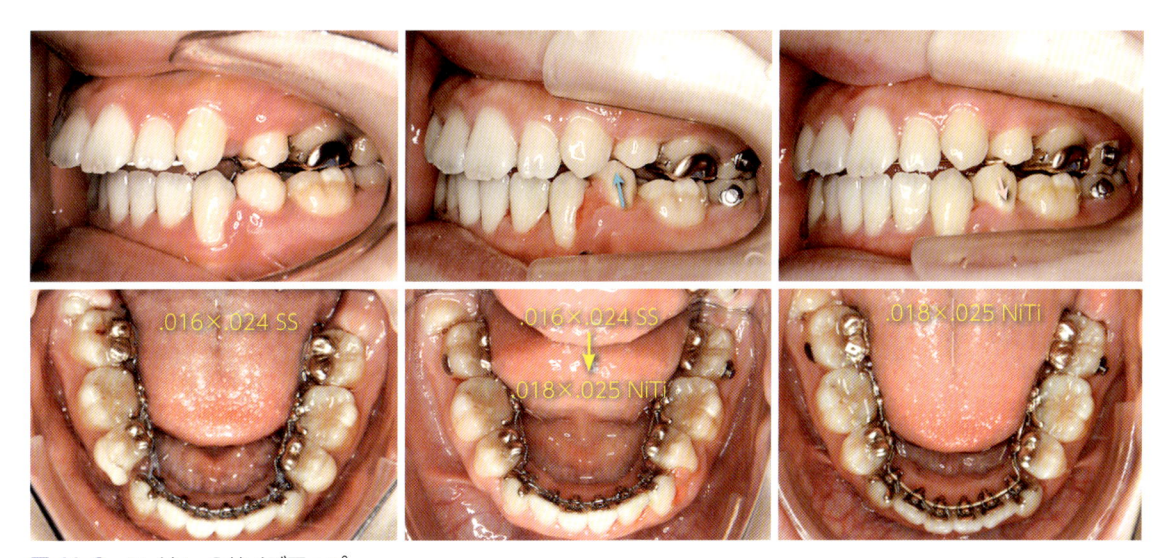

図 41-3　ワイヤーのサイズアップ
治療の進行にともない下顎左側第二小臼歯が徐々に挺出した．フルサイズに近い .018×.025 NiTi ワイヤーに交換することによって，挺出した歯にラビアルクラウントルクが働き，圧下することができた．

　　そのほか，鋳造不全も一つの原因です．金合金はほかの金属より鋳造精度が高いですが，鋳造不全が完全に防止されるわけではありません．また，ワイヤーベンディングのミスが生じることもあります．
　こういった原因から歯が意図しない移動をした場合の対処法を図 41-1〜3 に示します．

QUESTION 42

結紮

リガチャーワイヤーとモジュールの使い分けや方法を教えてください

ANSWER

　基本はラビアル矯正と同様であり，使用するブラケットや治療ステージによって異なります．

　ワイヤーとスロットを滑らせたい場合は，スロット内の摩擦を少なくするためにリガチャーワイヤーでルーズに結紮します．また，トルクを効かせたい（維持）場合には，リガチャーワイヤーでタイトに結紮したり，ダブルオーバータイにします．

　セルフライゲーションブラケットなどのローフリクションシステムは，①レベリングが迅速に行える，②前歯や犬歯のリトラクションが迅速に行える，③矯正中の痛みが軽減する，④歯周組織に優しい，などの利点がありますが，それ以外のブラケット（トランディショナルブラケット）でも，①ワイヤーとリガチャーワイヤーの接触，②ワイヤーの変形，③スロット底とワイヤーの接触の3つに注意することで，ローフリクションによるライトフォースでのリトラクションが可能になります．

　トランディショナルブラケットにおける各ステージごとの結紮法を以下に示します．

① レベリング

　ワイヤーとスロットのフリクションを軽減するために，全歯リガチャーワイヤーでのルーズな結紮が望まれます．STbに組み込まれているパッシブライゲーションノッチ（図42-1）のように，ラウンドワイヤーを.008リガチャーワイヤーで結紮するとローフリクションになります．

② 犬歯のパーシャルリトラクション

　犬歯を少しスライドさせて遠心移動させるのでブラケットとワイヤーの滑りがよいほうが理想ですが，後方への牽引力は犬歯に捻転・傾斜（遠心）を生じさせるので，リガチャーワイヤーで結紮を行います．

③ トルクの確立

　このステージでは，.018スロットに対して.0175×.0175ワイヤーや.018×.018ワイヤーを用いて再レベリングを行うので，前歯はワイヤーがスロット内にしっかり収まるようにリガチャーワイヤーでのタイトな結紮が望ましいです．臼歯はワイヤーがスロットに収まる状態であればモジュール結紮でも問題ありません．

④ 前歯のリトラクション

　パワーフックを装着したワイヤーと，クロージングコイルやエラストメトリックチェーンを用いるときは，前歯のワイヤーはスロットから抜け出る方向に引かれるので（Horizontal Slotの場合），この場合はタイトに結紮する必要があります（ダブルオーバー

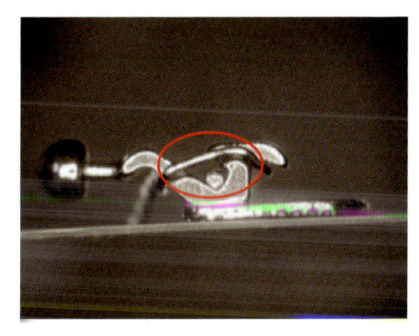

図 42-1　パッシブライゲーションノッチ

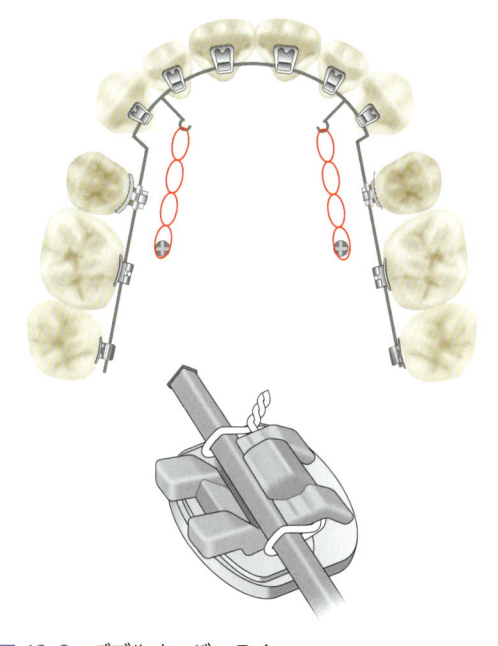

図 42-2　ダブルオーバータイ
アンカースクリューとパワーフックにエラストメトリックチェーンをかけると，エラストメトリックチェーンの力はワイヤーをスロットから抜く方向にかかるため，ダブルオーバータイにする．

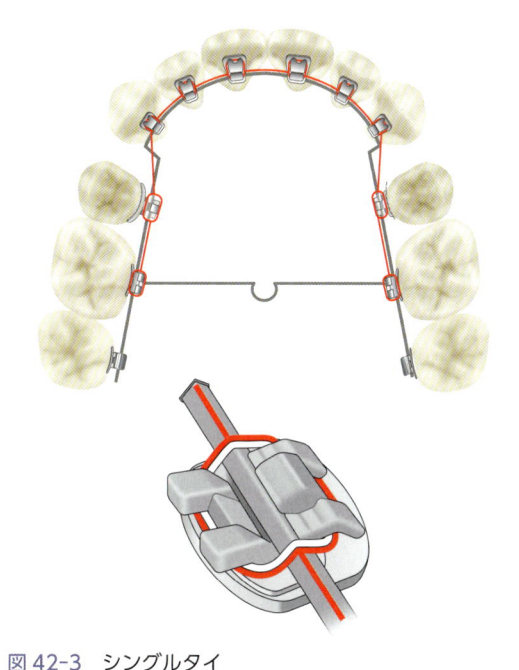

図 42-3　シングルタイ
エラストメトリックチェーンの力はブラケットにかかるため，ダブルオーバータイにする必要はない．ただし，前歯に十分なトルクをかける場合は，リガチャーワイヤーを併用することもある．使用するブラケットの種類により対応する．

タイ，図 42-2)．
　前歯と臼歯をそれぞれ連続結紮してエラストメトリックチェーンなどでスペースクローズする場合は，牽引力はワイヤーにかからず，前歯のワイヤーがスロットから抜け出る方向には力がかからないため，ダブルオーバータイにする必要はありません（図 42-3)．
⑤ ループメカニクス
　前歯はワイヤーがスロットから抜け出る方向に力がかかるため，リガチャーワイヤーでダブルオーバータイとし，臼歯はリガチャーワイヤーのシングルタイまたはモジュール結紮とします．
⑥ スライディングメカニクス
　ワイヤーがスロットから抜け出る方向に力がかかる場合はリガチャーワイヤーでタイトな結紮を行い，スライドさせたい場合は臼歯をルーズな結紮とします．
　モジュールとリガチャーワイヤーでは，リガチャーワイヤーでルーズに結紮したほうがワイヤーとの滑りがよいので，臼歯にはリガチャーワイヤーの使用が望まれます．セルフライゲーションブラケットを用いれば，よりローフリクションで結紮することができます．

結紮

結紮

QUESTION 43

前歯部にトルクを入れるとスロット底部に入れにくいのですが解決策はありますか？

ANSWER

　リンガル矯正では舌側傾斜を起こしやすいため，抜歯症例のリトラクション時にはワイヤーにラビアルクラウントルクを入れる必要がありますが，特に最後臼歯にチューブが装着されている場合は，トルクの入ったワイヤーが前歯部のスロット底部まで入りにくい場合があります．

　トルクを加えたレクトアンギュラーワイヤー（図43-1）を上顎前歯のブラケットスロットに挿入すると，ワイヤーの末端は口蓋上方に位置しますが，先にワイヤー末端をチューブに差し込むことでねじれの入った前歯のワイヤーがスロットに押し込みにくくなるのです（図43-2，3）．

　この解決策として次の方法があります．

① 最後臼歯にチューブではなくヒンジキャップを装着し，シンチバックしたワイヤーを横から挿入して結紮できるようにしたり，最後臼歯にもブラケットを選択し，前歯を先に結紮する（図43-4）．
② 上顎大臼歯，特に第二大臼歯は歯冠長が短いこともあるため，ヒンジキャップなど大きめの装置が装着できない場合は小臼歯用ブラケットで対応することもある（図43-4）．
③ セットアップ時にオーバーコレクションを入れて，動的治療中のサードオーダーベンドの量を少なくする（図43-5）．
④ 結紮時のコツとして，タッカーやワイヤーディレクターなどでワイヤーをしっかりとスロットに押し込みながら結紮する．

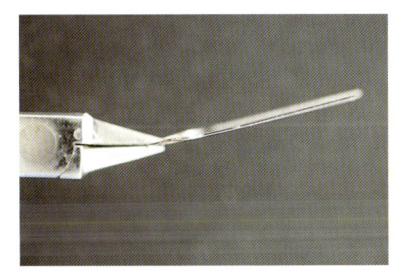

図 43-1 レクトアンギュラーワイヤーへのトルクの付与

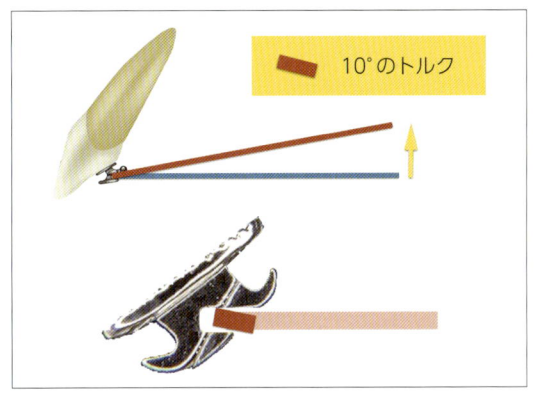

図 43-2 ラビアルクラウントルクを入れたワイヤーの装着
ワイヤー末端を先に第二大臼歯のチューブに挿入すると，前歯ブラケットにワイヤーを押し込みにくくなる．

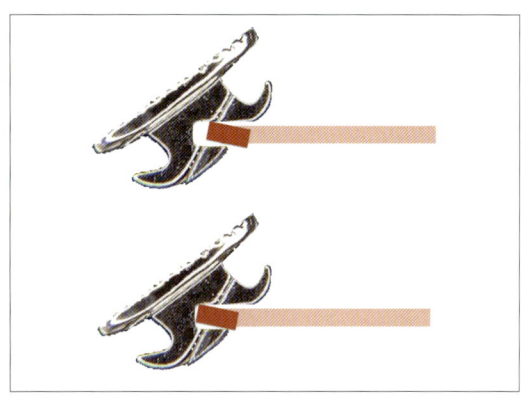

10°のトルク

図 43-3 ワイヤーとスロットの関係
上：ワイヤーがスロットから抜けているとトルクがかかりにくい．
下：レクトアンギュラーワイヤーがブラケットスロットに入り込むことにより，効率よくトルクがかかる．

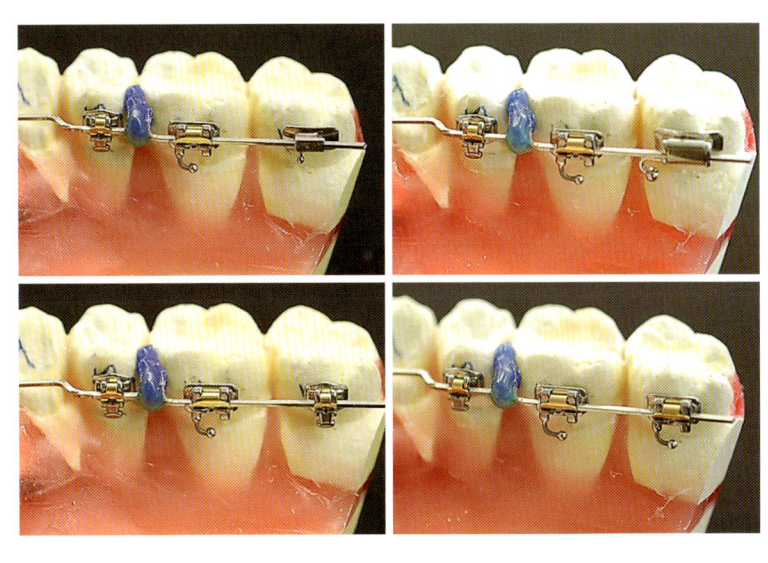

図 43-4 第二大臼歯の装置の違い
上段左：チューブ，上段右：ヒンジキャップ
下段左：小臼歯ブラケット，下段右：ブラケット

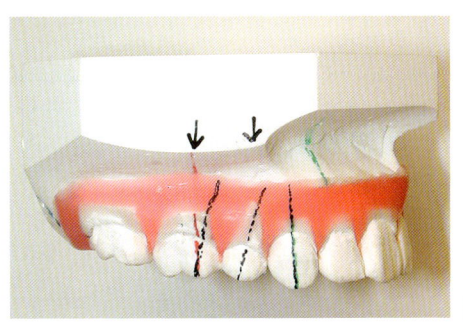

図 43-5 セットアップ時のオーバーコレクション

結紮 | 89

QUESTION 44

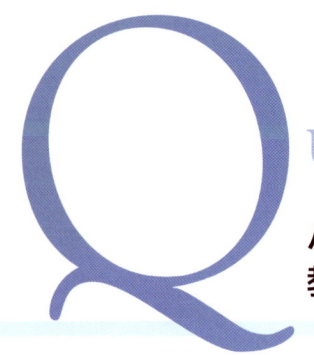

バンド

バンディングを避ける方法とバンディングの注意点について教えてください

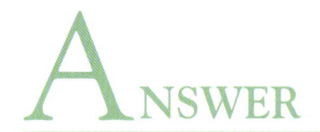

ANSWER

バンディングを避ける方法

　正確にブラケットをポジショニングするためには，可及的にインダイレクトボンディングを行うことが第一選択となります．

　また，補綴歯へのブラケット装着の場合と同様に（**QUESTION ⓫参照**），ボンディングを行うことが重要です．

バンディングの注意点

　臨床上，さまざまな理由からバンドによるセメンティングを行う場合もあります．

　はじめの治療計画からバンドを用いたチューブの使用が決定している場合には，バンディングした状態からセットアップ模型を製作します．バンドを装着する際には，ポジションを確認するためにポジショニングゲージなどを使用すると精度も高くなります（図44-1～8）．

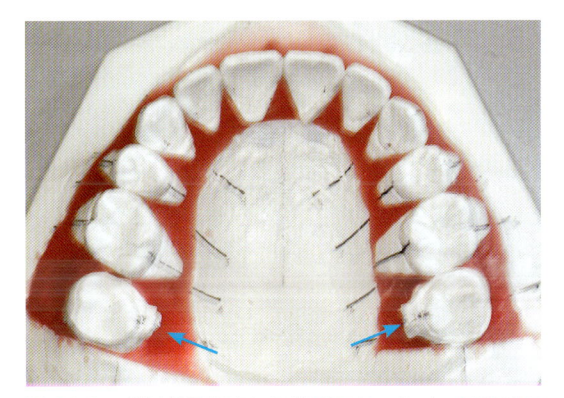

図 44-1　バンドを装着した状態でセットアップ模型を製作

図 44-2　チューブのハイトをポジショニングゲージにより計測

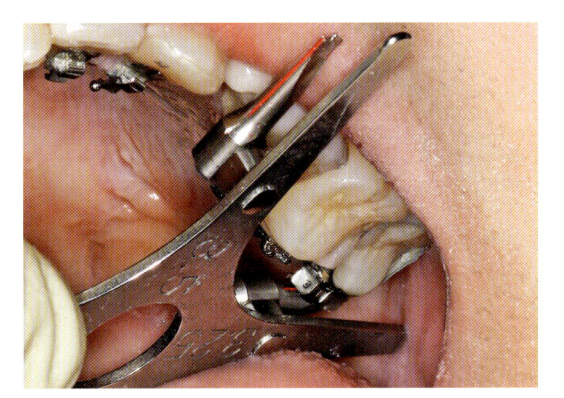

図 44-3　計測したポジションに正確にバンドを装着

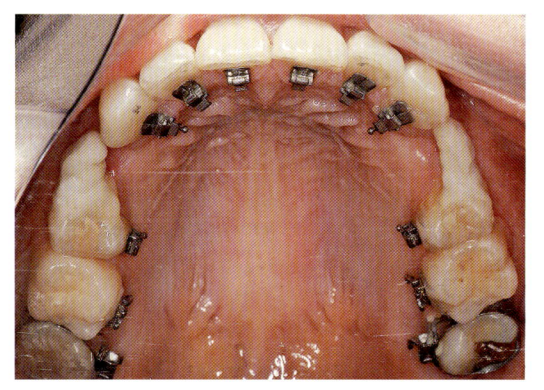

図 44-4　上顎第二大臼歯にバンドを装着した状態
ハイトが再現されている．

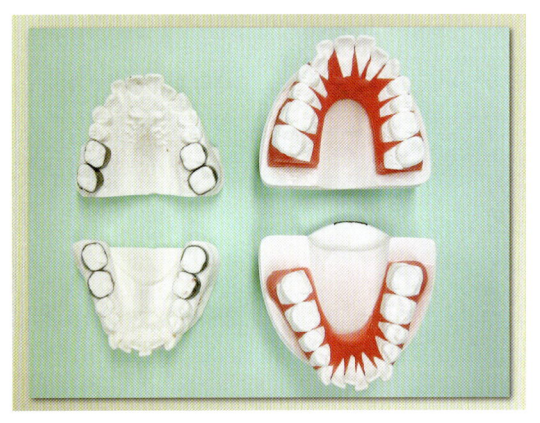

図 44-5　バンドを試適して，セットアップ模型を製作

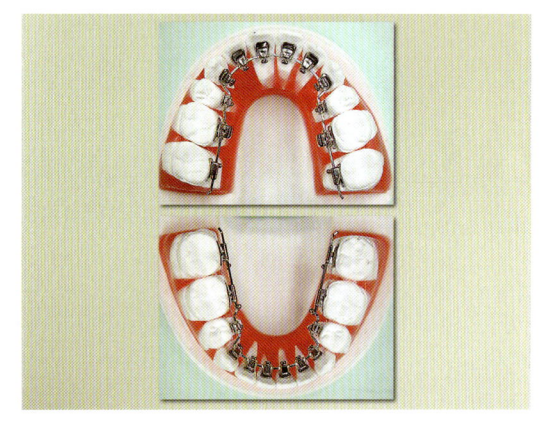

図 44-6　セットアップ模型上でチューブのハイトを決定

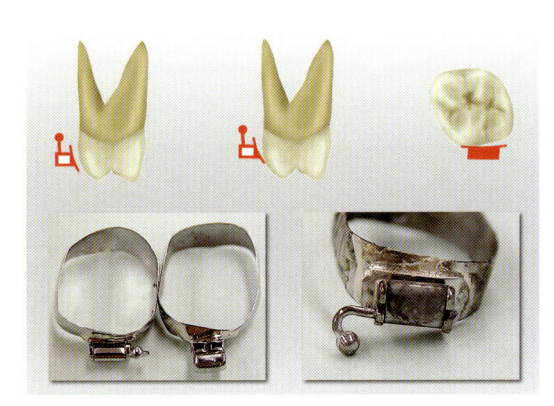

図 44-7　正確なポジションにチューブを鑞付け

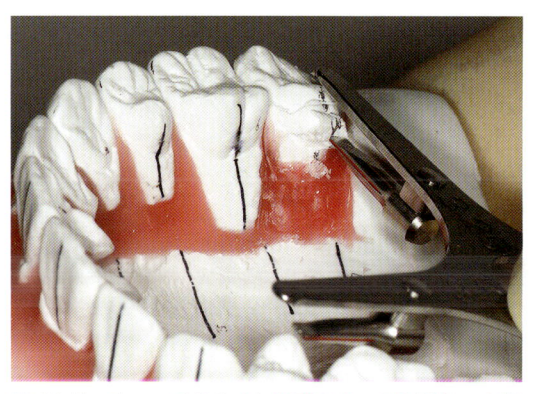

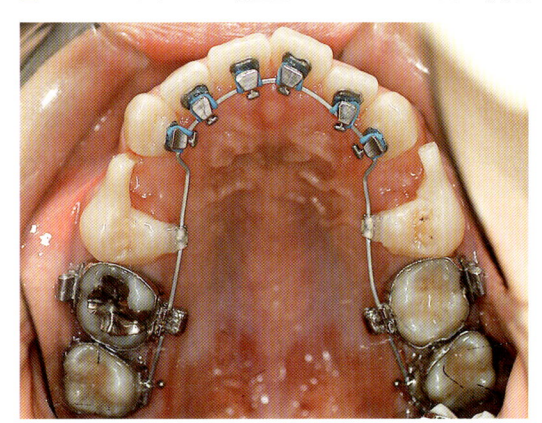

図 44-8　口腔内にバンドを装着した状態
バンドとチューブの間を鑞で埋めることでトルクも再現されている．

バンド　91

QUESTION 45

ディープバイトへの対応

ディープバイトへの対処法を教えてください

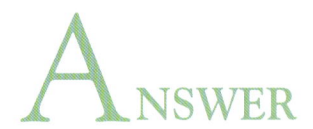

ANSWER

　ディープバイトの症例は，前歯の圧下と大臼歯の挺出が治療のカギとなります．

　ガミースマイルの場合，積極的な前歯の圧下が必要なため，.017×.025 β-チタンワイヤーにループとゲーブルベンドを組み込んで圧下力をかけるのが有効です．ワイヤーだけでコントロールが難しい場合は，アンカースクリューの併用も効果的です（図 45-1, 2）．

　たとえば，3+3 を圧下する場合，リンガル矯正の場合は歯のブラケット位置と抵抗中心との関係で唇側傾斜を起こしにくいため，アップライトの動き（歯根の唇側傾斜の動き）を伴います．ラビアル矯正ではフレアアウトしやすいケースでも，リンガル矯正ではディスキングと併用することでアップライトしながらレベリングされます．ただし，同時に舌側傾斜も引き起こすことになるため，緩徐な矯正力を適用し，上方に牽引力をかける必要があります（図 45-3〜5）．また，症例によって上顎，下顎のどちらを圧下させて治すのかを診断することも大切です．

　大臼歯を挺出させる場合にはエラストメトリックチェーンを併用します．大臼歯が近心移動すると咬合高径が減少し，バイトを挙げることが難しくなるため，遠心移動または遠心傾斜をメカニクスに取り入れることで対応します．

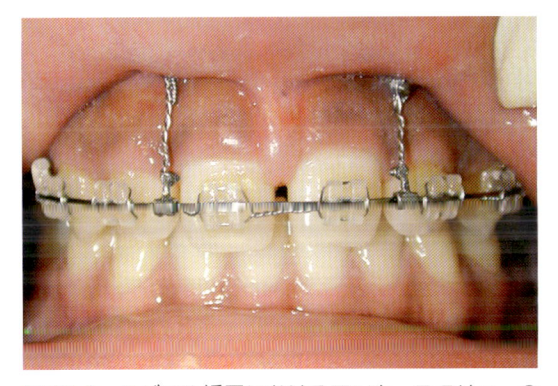

図 45-1　ラビアル矯正におけるアンカースクリューの使用
前鼻棘に埋入したアンカースクリューから牽引を行う.

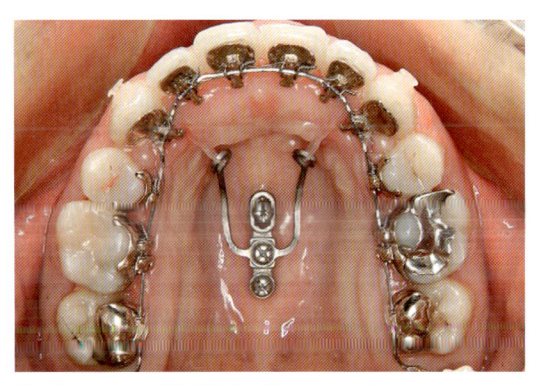

図 45-2　リンガル矯正におけるアンカースクリューの使用
垂直方向に圧下する.

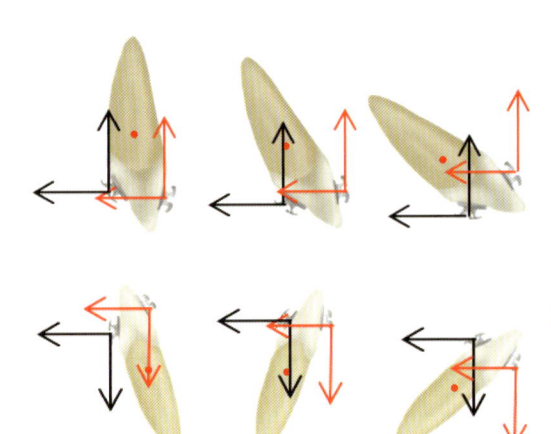

図 45-3　歯軸の傾斜によるリンガル矯正とラビアル矯正の力の作用方向
リンガル矯正ではブラケットの位置と抵抗中心との関係で唇側傾斜が起こりにくい. 垂直方向のベクトルが抵抗中心を通る場合は圧下力がかかりやすくなる.

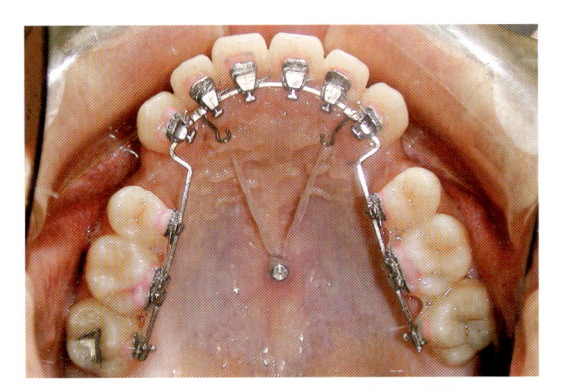

図 45-4　アンカースクリューによる牽引の例①
口蓋正中から牽引すると垂直力と水平力がかかる.

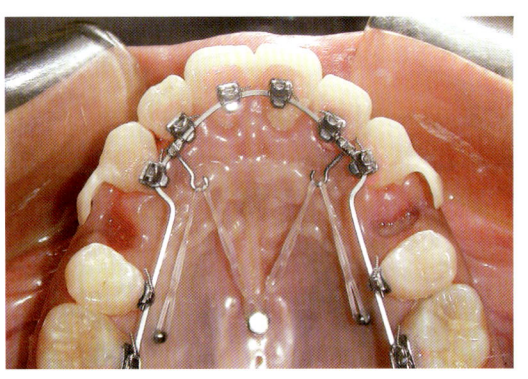

図 45-5　アンカースクリューによる牽引の例②
歯槽部と口蓋の両方からの牽引で圧下力と後方移動を両立させる.

ディープバイトへの対応

オープンバイトへの対応

QUESTION 46
オープンバイトの症例で
前歯のバイトを深くするコツはありますか？

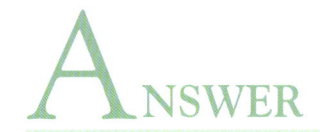

ANSWER

　歯槽性のオープンバイトの症例において，前歯のバイトを深くしていくためには前歯の挺出と臼歯の圧下を行います．
　ラビアル矯正では，顎間ゴムを併用しながら調整していきますが，リンガル矯正においては次のように行います．

① セットアップ模型にオーバーコレクションを入れて，ブラケットポジションを決定する．
② 屈曲したワイヤーが歯に影響する方向はラビアル矯正と異なるため，ティップバックベンドを前歯部（犬歯遠心相当部）に入れて前歯に挺出力をかける．
③ リンガル矯正特有のメカニクスとして下顎前歯は圧下されやすいので，下顎はラビアル矯正にしてハーフリンガルとする．
④ 垂直ゴムを掛けやすくするために，頬側歯冠部にボタンなどをつけて対応する．
⑤ 前歯 - 臼歯間にセカンドオーダーベンド（ステップベンド）を付与する．
⑥ 下顎前歯切縁が上顎のブラケットに当たってしまうと，それ以上バイトを深くすることはできないため，ブラケットを削合できる状態であればダイヤモンドバーなどで削合する．ベース面が当たる場合も同様である．
⑦ 前歯の唇側傾斜を伴ったオープンバイトでは，便宜抜歯やインタープロキシマルリダクションを併用して舌側傾斜を伴う牽引力をかける．
⑧ 臼歯の圧下では作用点が舌側になるため，特に下顎臼歯は舌側傾斜を起こしやすいので注意する．大臼歯頬側歯槽部にアンカースクリューを用いて圧下をはかるのが効率的である．
⑨ 抜歯と診断した場合，抜歯部位は第二小臼歯を選択し，臼歯の近心移動をはかることで下顎のオートローテーションを狙いながら前歯の被蓋を修正する（下顎大臼歯の場合は，下顎の犬歯 - 第一小臼歯間にアンカースクリューを用いることで効率よく移動できる）．
⑩ 上顎前歯がガミースマイルを呈している場合は，臼歯の圧下を積極的に行う．この場合は，アンカースクリューを用いるのが効果的である．上顎臼歯の圧下は口蓋正中に埋入したアンカースクリューを固定源として行い，下顎のオートローテーションをはかる．
⑪ 舌突出癖を呈している場合，動的治療前および治療中にMFTを行うことも重要である．
　前歯のオープンバイトの状態を是正する過程では，スマイル時における上顎前歯の歯肉のみえ方により治療方針が変わるので術前・術中における歯肉のみえ方に注意を払います．

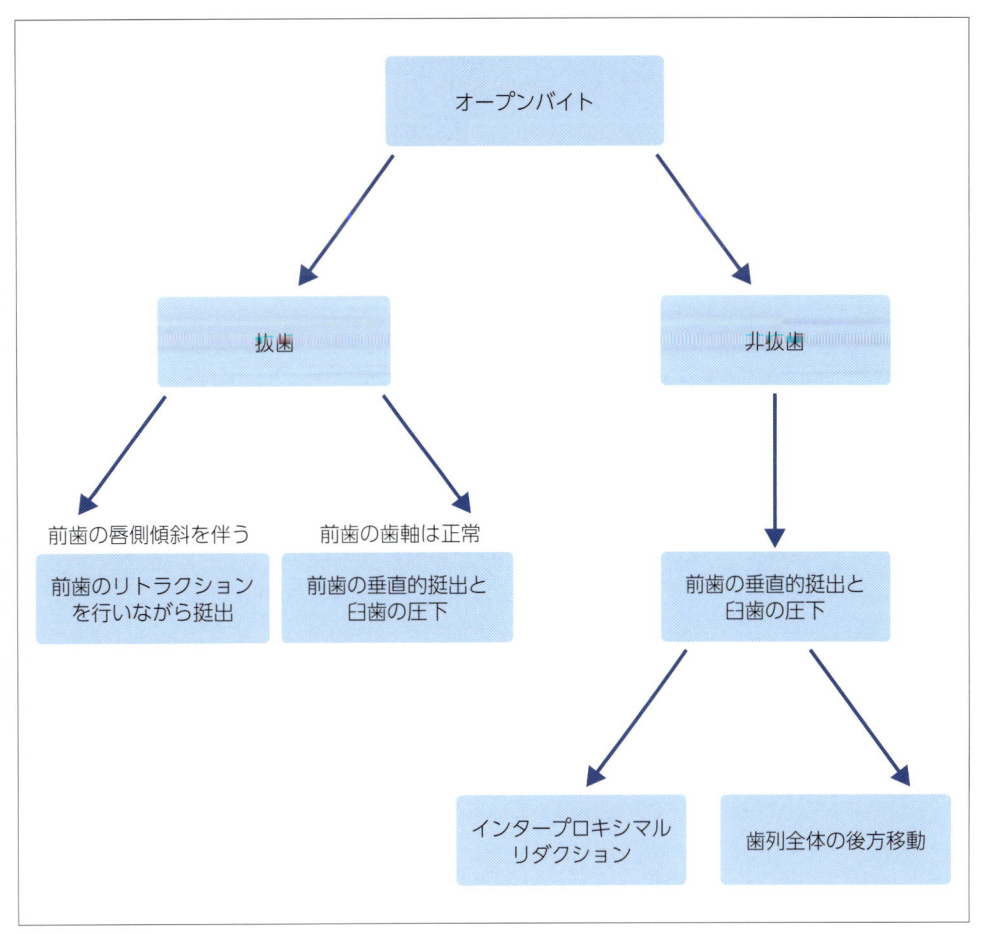

図 46-1　オープンバイトの治療の流れ

　なお，非抜歯でオープンバイトを解消するのは困難ですが，次のようなコツがあります．
① インタープロキシマルリダクションによって上顎前歯に隙間をつくり，舌側傾斜と挺出力を加えながらバイトを深くしていく．
② インタープロキシマルリダクションを行った後，ワイヤーを側切歯 – 犬歯間で分断し，左右第一大臼歯間のすべての歯にエラストメトリックチェーンをかけることでスペースクローズしていく．
③ 抜歯治療と同様に，前歯 – 臼歯間にセカンドオーダーベントを付与する．
④ 臼歯の垂直的コントロールを治療計画に入れておく．

QUESTION 47

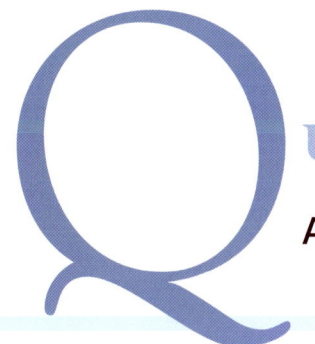

抜歯ケースへの対応

Angle Ⅱ級症例での効果的な牽引方法を教えてください

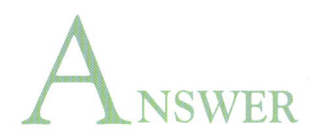

ANSWER

上顎のブラケットに下顎前歯切縁があたっている場合

　十分な前歯のバイトオープニングをはかった後にリトラクションフォースをかけます.
① スピー彎曲が強い場合は，下顎を先にレベリングした後に上顎にアプローチする.
② 臼歯に咬合挙上のためのレジンを盛る.
③ 上顎前歯の挺出が強いとき（上顎前歯の舌側傾斜を呈する場合が多い）は，上顎にリンガルアーチを装着して大まかなレベリング（前歯のフレアリング）をした後に，ブラケットを装着する.

Angle Ⅱ級1類の場合

　診断の結果，抜歯となった場合は，以下のように対処します.
① 4｜4 抜歯
　この状況では，臼歯関係のⅡ級を維持していくためにマキシマムアンカレッジが必須となります．この場合は，アンカースクリューを用いて上顎臼歯の近心移動を防ぐことが大切です（図47-1）.
　アンカースクリューが使用できない場合には，パラタルバー，ナンスのホールディングアーチなどを併用します（ただし，多少の臼歯の移動は起こることに注意．抜歯スペースの10％前後は近心移動する）.
② $\frac{4｜4}{5｜5}$ 抜歯
　術前の臼歯関係はⅡ級ですが，オーバージェットの是正を行いながら臼歯関係をⅠ級へ修正します.
［上顎臼歯の遠心移動をはかる場合］
　上顎臼歯の遠心移動をはかる場合は，固定源としてヘッドギアやアンカースクリューを併用することが望ましいですが，リンガル矯正ではヘッドギアの使用は困難であり，また，歯槽部にアンカースクリューを埋入すると歯根が遠心移動する際にアンカースクリューと接触して脱離する可能性も高くなります．したがって，アンカースクリューを口蓋正中部に埋入しアタッチメントを用いて対応しますが，前歯のオーバージェットを解消するためにリトラクション時には十分なトルクコントロールが必要になります.
［下顎臼歯の近心移動をはかる場合］
　リンガル矯正では下顎大臼歯に遠心方向への力がかかりやすいため（QUESTION 50参照），ラビアル矯正に比べて近心移動は難しくなります．また，トランスバースボーイング

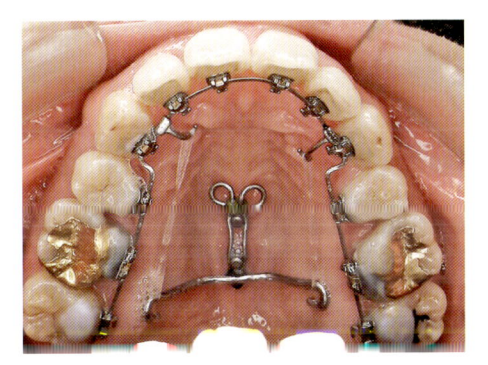

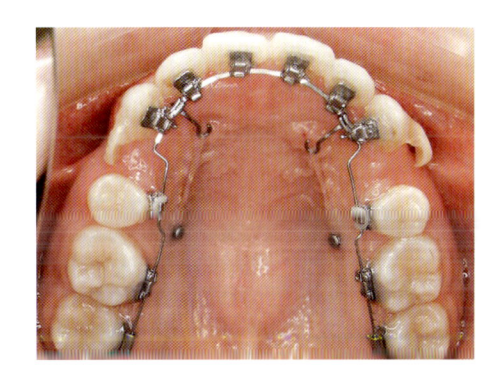

図 47-1　アンカースクリューの使用による前歯のリトラクション

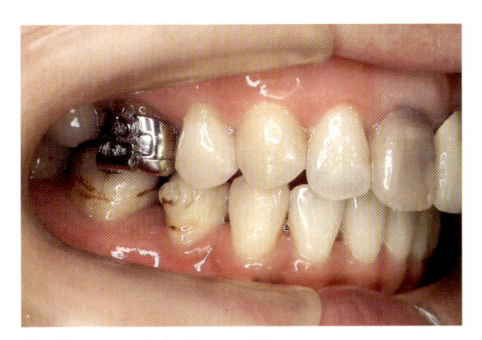

図 47-2　6⌋近心歯肉の退縮

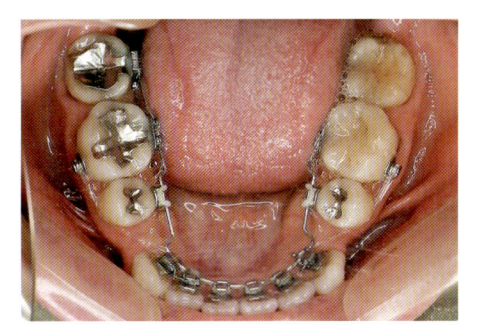

図 47-3　大臼歯頰側へのボタンの付与

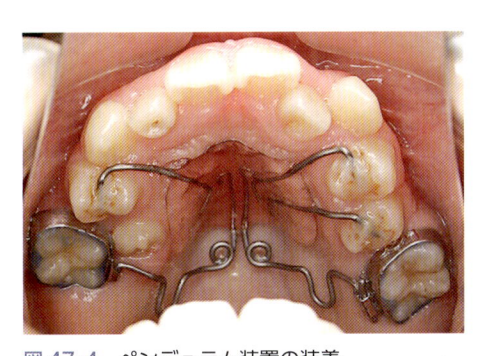

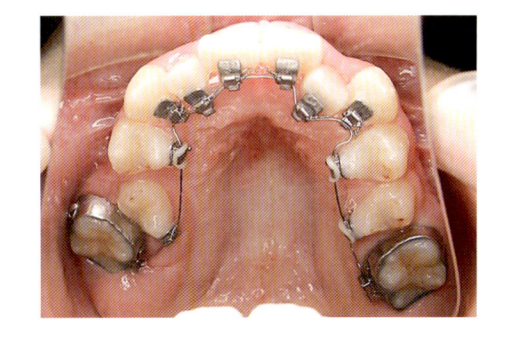

図 47-4　ペンデュラム装置の装着
ブラケット装着前に上顎臼歯の遠心移動をはかり，Ⅰ級関係になったのを確認した後，抜歯を行う．

イフェクトにより近心の歯肉退縮が生じやすくなります（図 47-2）．したがって，アンチボーイングベンドを付与し，舌側からの牽引力だけでなく大臼歯の頰側にもボタンなどを装着して回転力をかけずに移動させます（図 47-3）．

　第二小臼歯抜歯部位の歯槽骨の吸収を考え，ワイヤーの剛性が上がるまで（リトラクションフォースをかけられるまで）抜歯のタイミングを遅らせたり，転位歯の位置や顎堤の形態を修正してから抜歯を行ってスムーズな移動をはかるなどの工夫も必要です．

　Ⅱ級ゴムをかけるときも，大臼歯にかかる回転力の影響に注意が必要です．ハイアングル症例の場合は，不用意なⅡ級ゴムの影響による下顎臼歯の挺出やオーバージェットの増加が生じることがあります．

③ $\frac{4|4}{4|4}$ 抜歯の場合

　臼歯関係を是正するために，上顎大臼歯は遠心，下顎大臼歯は近心に移動させる必要があります．治療ゴールの設定にもよりますが，ブラケット装着前にペンデュラム装置を用いて臼歯関係を是正するのも一法です（図 47-4）．

QUESTION 48

抜歯ケースへの対応

抜歯症例と判断した場合，抜歯はどの時期に行うのがよいのでしょうか？

ANSWER

　リンガル矯正ではラビアル矯正と異なり，レベリング，トルクの確立，アンマスリトラクションのステップで治療を行います．

　もし便宜抜歯を行ってから装置を装着すると，アンマスリトラクションまでの期間は数カ月を要するため，抜歯部位の歯槽骨は吸収が進み，骨量が減少して顎堤が狭くなり，犬歯（前歯）の移動に影響が生じることがあります．特に，リンガル矯正では成人の患者が多いため，歯槽骨の量に注意が必要です．したがって，重度の叢生でない場合はブラケット装着前の便宜抜歯は避け，トルクの確立からアンマスリトラクション時に抜歯を行うのが望ましいと思われます．

　叢生が強い場合は，レベリングに際して抜歯を行ってからブラケットを装着することもありますが，できるだけ早くレクトアンギュラーワイヤーに移行してトルクコントロールを行う必要があります．リンガル矯正ではブラケット間距離が短いため，イニシャルワイヤーはラビアル矯正より1サイズ細いものからスタートすることが多くありますが，このワイヤーで犬歯のリトラクションを行うと容易に遠心傾斜を起こしてしまうため，ある程度剛性のあるワイヤーまでサイズアップをしてから便宜抜歯を行い，犬歯のパーシャルリトラクション→アンマスリトラクションのステージに移行します．

図48-1　ワイヤーシークエンスの一例

1	.012 NiTi ワイヤー	
2	.014 NiTi ワイヤー	レベリング
3	.016 NiTi ワイヤー	
4	.016×.016 NiTi ワイヤー，.016×.016 ステンレスワイヤー	犬歯のパーシャルリトラクション
5	.018×.018 β-チタンワイヤー	トルクの確立
6	.016×.025 ステンレスワイヤー，.017×.025 β-チタンワイヤー	アンマスリトラクション
7	.016×.016 ステンレスワイヤー，.018×.018 β-チタンワイヤー	フィニッシング

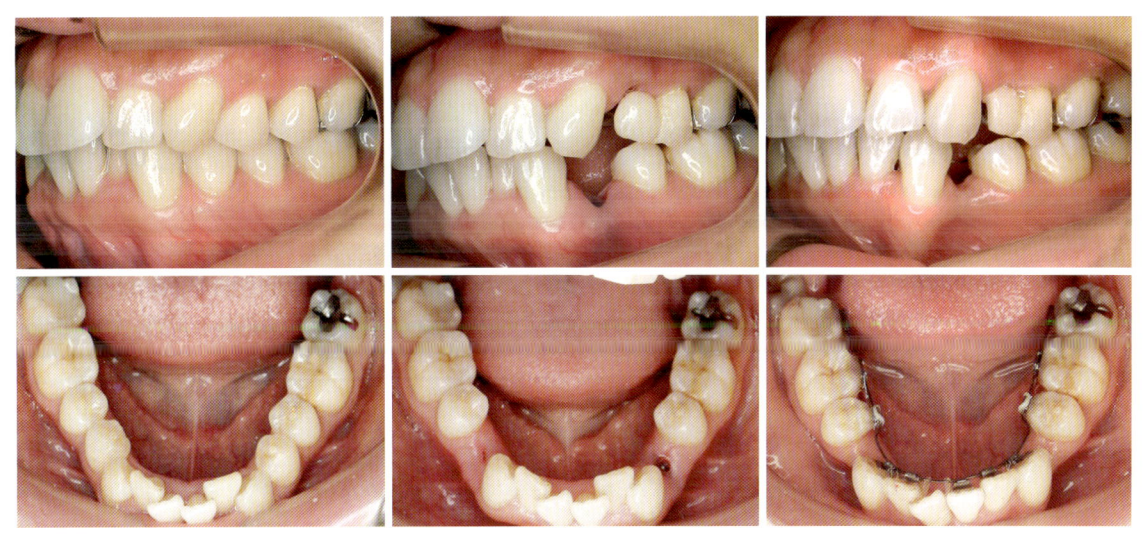

図 48-2　術前～レベリング
骨レベルを診断するためには CT 画像が必要となる．レベリング前に抜歯した．
左：術前，中：抜歯後，右：抜歯後 3 カ月目

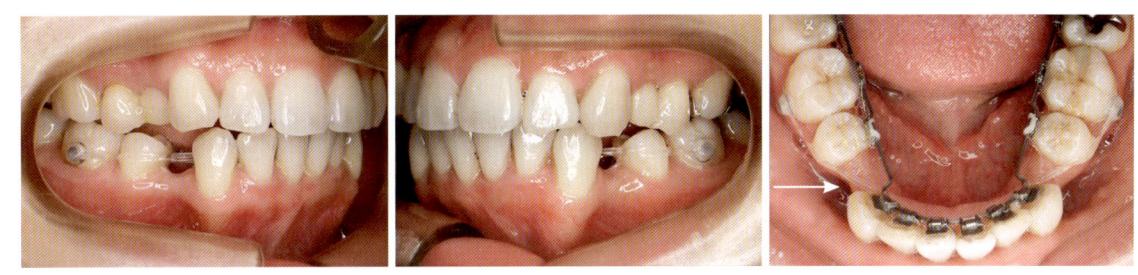

図 48-3　トルク確立中における抜歯窩の骨吸収（抜歯後 4 カ月目）

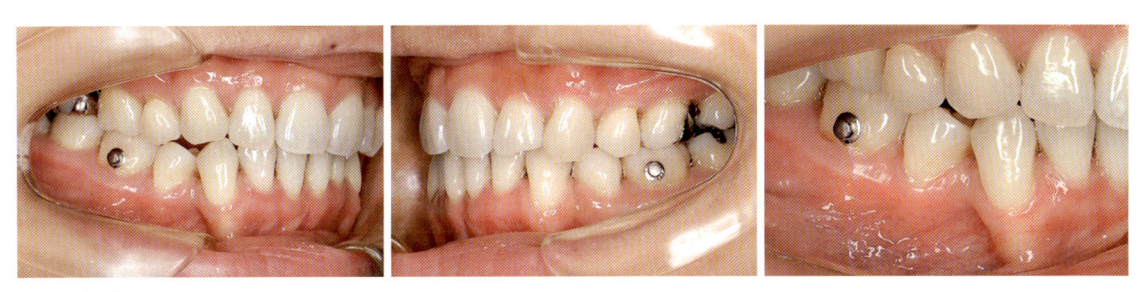

図 48-4　治療中

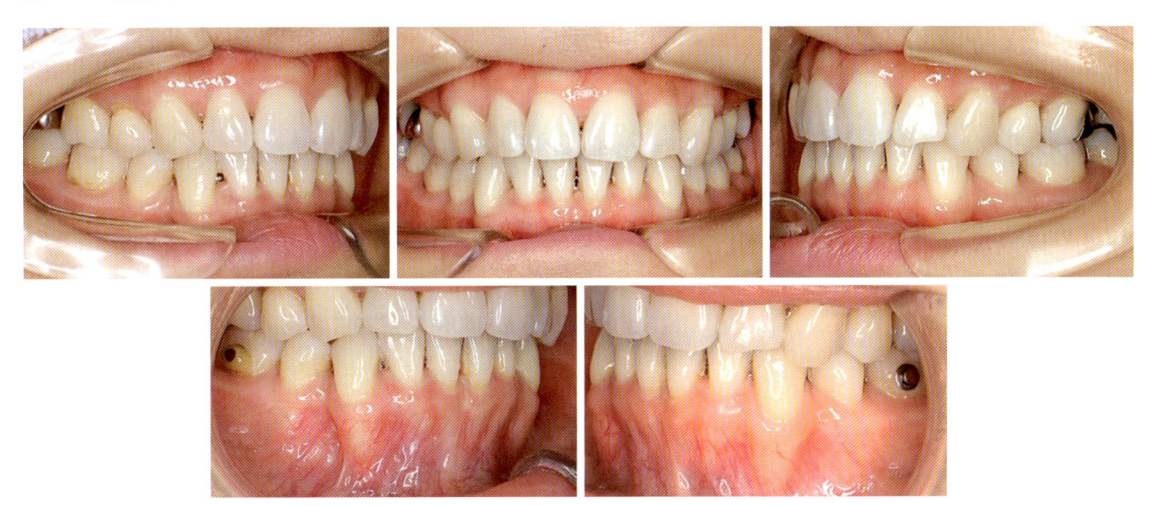

図 48-5　治療後
顎堤の吸収が早く苦慮した．

抜歯ケースへの対応　99

大臼歯の近心傾斜

QUESTION 49

治療の初期に上顎大臼歯が近心傾斜してしまいます．予防策を教えてください

ANSWER

　初期のレベリングで不用意に超弾性のラウンドワイヤーを使用した場合，上顎前歯はフレアアウトを起こし，そのフレアアウトの力が大臼歯に伝わって近心傾斜してしまいます．
　それを防止するには以下の点に注意してレベリングを行います．

① 上顎大臼歯にパラタルバーを使用する．

　図49-1で示すとおり，上顎の第一大臼歯間にパラタルバーを装着し，上顎左右側の第一大臼歯を一体化させます．舌圧によりパラタルバーが圧下力を受けるため，より強固な固定が得られ，大臼歯の近心への傾斜を防ぐ効果があります．

② 臼歯部は8字結紮を必ず行う．

　図49-2で示すとおり，上顎の第二小臼歯，第一大臼歯と第二大臼歯が8字結紮でしっかりと固定されていると，不用意に大臼歯を近心に傾斜させる力が働いても三本の歯を同時に近心傾斜させなければならないため，傾斜を防ぐことができます．

③ オフセットベンドを小臼歯の直前に設定する．

　図49-1で示すとおり，マッシュルームアーチを使用する場合はオフセットベンドを小臼歯の直前に設定すると，臼歯がワイヤーに沿って近心へスライディング（傾斜）しようとしてもオフセットベンドに当たります．そのため，臼歯の近心傾斜を防ぐことができます．

④ レクトアンギュラーワイヤーでレベリングする．

　図49-1で示すとおり，レベリングの早い段階でレクトアンギュラーワイヤーを使用して前歯のトルクコントロールを行うと，フレアアウト効果が軽減されます．また，臼歯が近心へ傾斜する動きがあっても，超弾性のラウンドワイヤーより太い，より変形のしにくいレクトアンギュラーワイヤーでティッピングをコントロールすることで臼歯の近心傾斜が起こりにくくなります．

⑤ アンカースクリューを用いて犬歯を遠心移動する．

　アンカースクリューで犬歯を遠心移動すると，近心へ移動する反作用が臼歯に生じなくなるため，臼歯の近心傾斜を防ぐことができます．

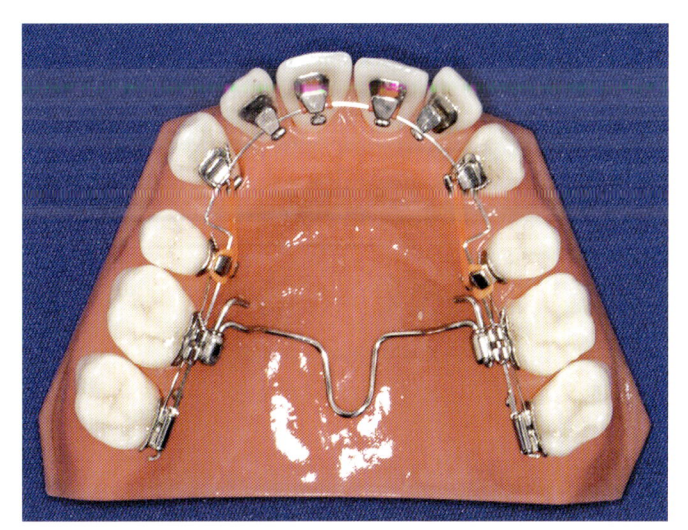

図 49-1　パラタルバーの使用

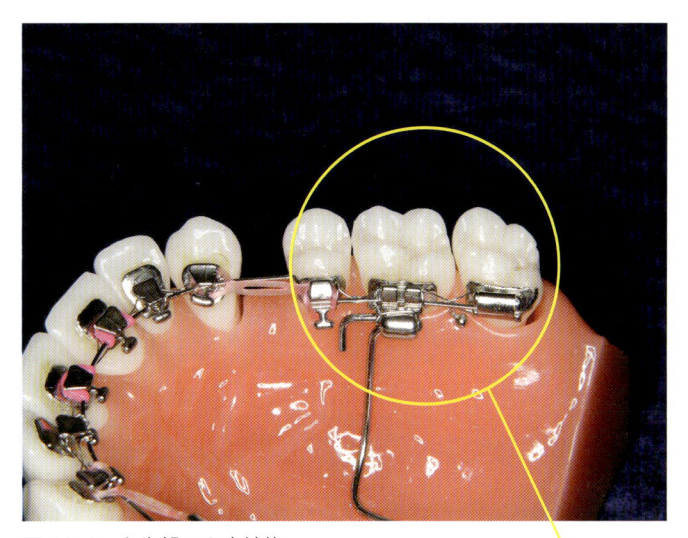

図 49-2　臼歯部の 8 字結紮

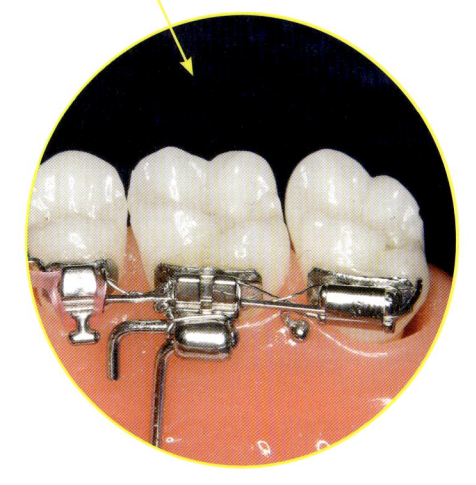

大臼歯の近心傾斜

犬歯の抱え込み現象

QUESTION 50

アンマスリトラクション時に犬歯の抱え込み現象が生じます. 予防するための牽引方法を教えてください

ANSWER

　リンガル矯正で抜歯空隙を閉鎖する場合，アンマスリトラクションを行いますが，このときリトラクションフォースは前歯のワイヤーにつけたレバーアームや側切歯 - 犬歯間にかかるため，犬歯の抱え込み現象が生じる場合があります（図 50-1〜3）.

　この現象を防止するためには，アンチボーイングベントを付与するとともに，前歯のアーチフォームをアイディアル形態より少しフラットにして，犬歯が内側に倒れ込む動きを相殺させる必要があります（図 50-4）.

　ワイヤーは .016×.022 ステンレスワイヤー以上の剛性のあるワイヤーを用いることが大切です.

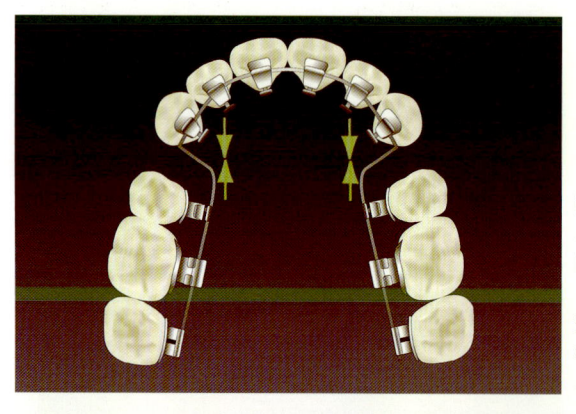

図 50-1　エラストメトリックチェーンによるアンマスリトラクション
固定源として臼歯部，牽引力としてエラストメトリックチェーンを用いる．3+3 を連続結紮，臼歯部も 5—7 を連続結紮した後にエラストメトリックチェーンをかける．

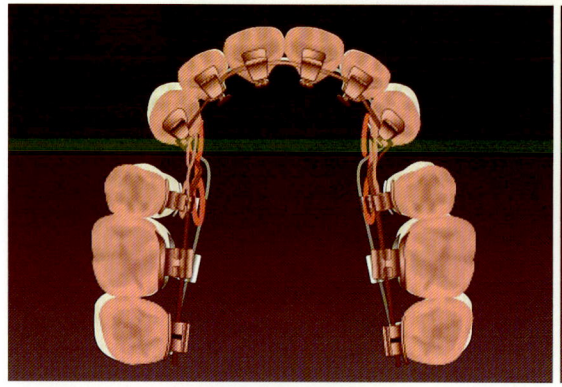

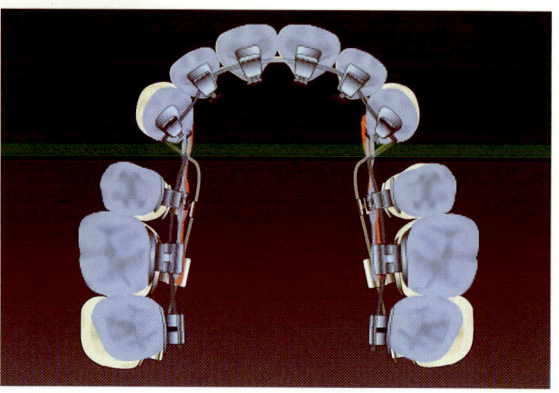

図 50-2　犬歯の抱え込み現象
エラストメトリックチェーンは短い距離で使用したほうがボーイングイフェクトを防げる．左は犬歯と第二小臼歯，右は犬歯と第一大臼歯にかけている．前歯は後方に移動するが，犬歯部はエラストメトリックチェーンの力がダイレクトにかかるのでアーチフォーム自体を内側に変形するように動き，犬歯が舌側傾斜を呈しやすい．

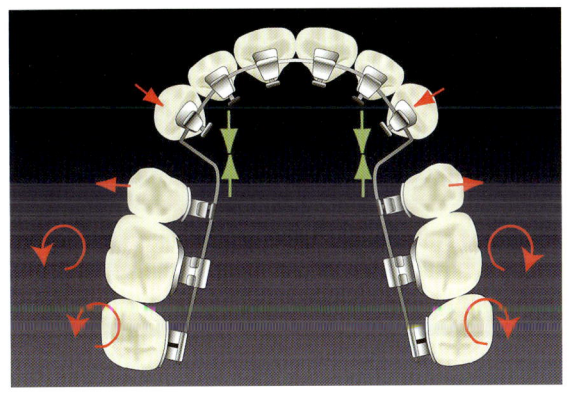

図 50-3　トランスバースボーイングイフェクトの発生
抜歯空隙の閉鎖をはかると，歯には赤矢印のような力がかかる．

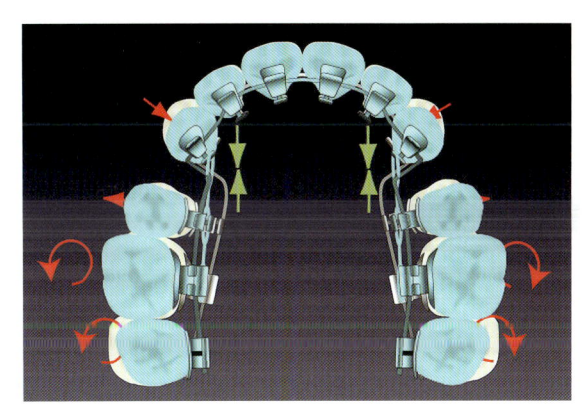

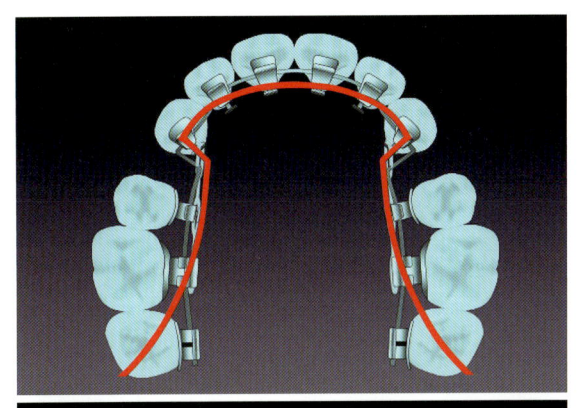

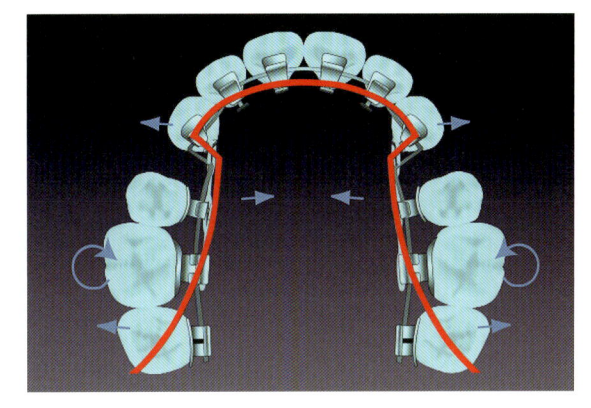

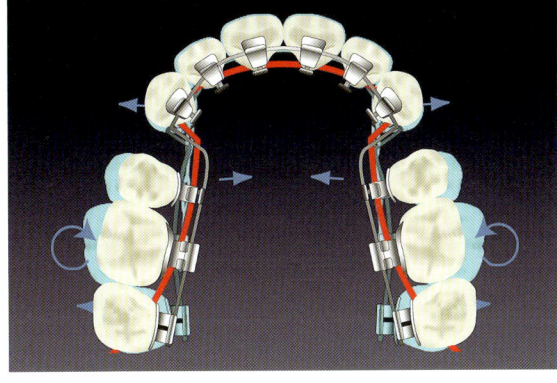

図 50-4　アンチボーイングベンドの付与
トランスバースボーイングイフェクトを防止するために，ワイヤーを屈曲してアンチボーイングベンドを付与する．治療中は小臼歯のボーイングに目を奪われがちだが，犬歯の抱え込み現象も生じるので，前歯のワイヤー屈曲はアイディアルアーチよりもフラット気味にして，犬歯をすこし頬側に出すようなイメージで曲げる．

Ⅱ級ゴム使用の場合の犬歯の抱え込み

　上顎犬歯の頬側にクリアボタンを装着して顎間ゴムを使用すると，Horizontal Slotの場合は犬歯が遠心回転を起こし，遠心偶角が舌側に入り込むことがある．これを防ぐには犬歯ブラケットの結紮をタイトにしたり，犬歯-小臼歯間を連続結紮するとよい．

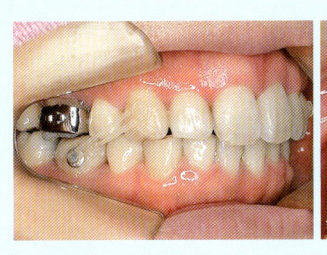

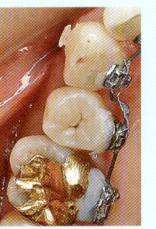

犬歯の抱え込み現象　103

QUESTION 51 ワイヤーエンドの処理

ワイヤーエンドの処理の方法を教えてください

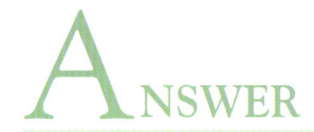

ANSWER

　リンガル矯正において，急患の理由としてワイヤーエンドによる痛みが気になるということがあります．イニシャルワイヤーからスライディングメカニクスによる前歯のリトラクションを行う場合に，叢生の改善やスペースの閉鎖によって最後方臼歯のチューブからワイヤーエンドが出てくることにより，不快感や疼痛が発症するのです．

　特に，下顎臼歯部と舌が擦れやすく，また，上顎臼歯の遠心部は患者が舌でよく触れようとする場所でもあり，注意が必要になります．

　対処法は次のとおりです．

① シンチバックを行う（図 51-1〜5）．

- ワイヤーベンディングを行う際，どの角度でベンディングされるのかをイメージして曲げることが大切で，曲がる方向によってはワイヤーエンドと歯面のわずかな隙間に舌が入っても痛みを感じる場合があります．
- ワイヤーベンディングを行う際，ベンドをいれた箇所の角張っているところを気にする患者もいるので注意が必要です．最後方歯にはチューブタイプではなくスロットタイプのブラケットを使用するとよいでしょう．

② 補綴用の仮封剤を利用する．

　ワイヤーエンドに仮封剤をつけて痛みが生じないようにします（図 51-6〜8）．

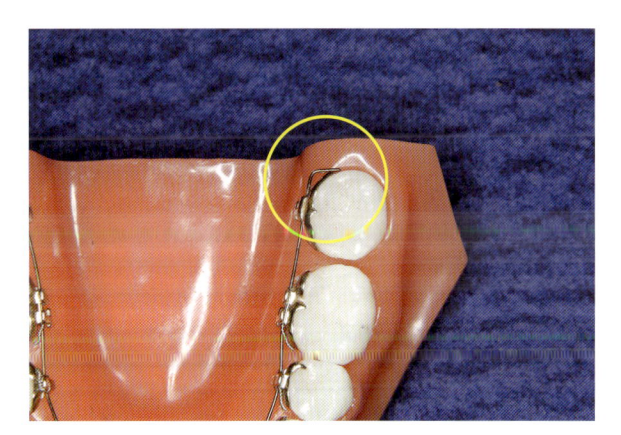

図51-1　シンチバック

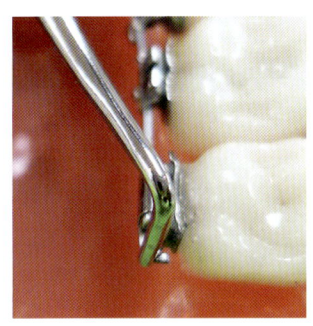

図51-2　トーキングインスツルメントによる屈曲
トーキングインスツルメント（バイオデント）

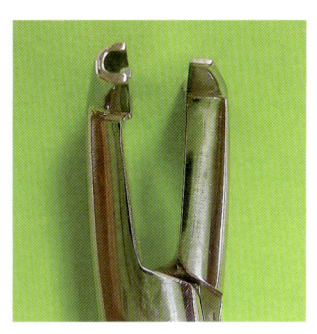

図51-3　左右のエンドの屈曲用プライヤー（シンチバックプライヤー）

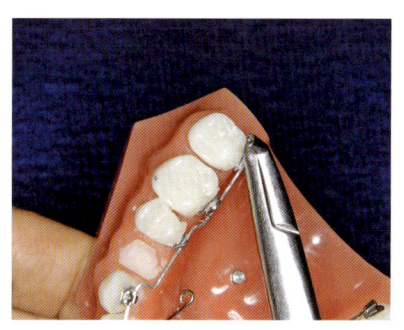

図51-4　シンチバックプライヤーの使用

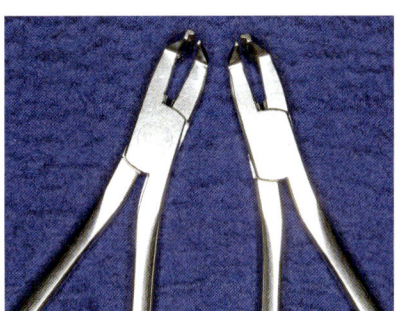

図51-5　ターミナルベンドプライヤーによる屈曲
ターミナルベンドⅡプライヤー（デンツプライ三金）を用いることもある．

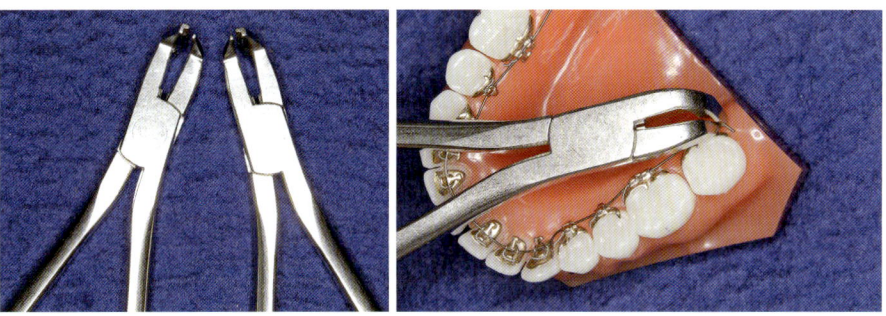

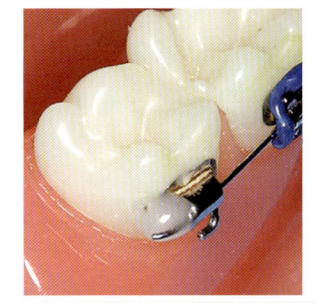

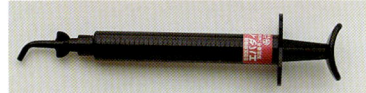

図51-6　仮封剤
エバダインプラス（ネオ製薬）

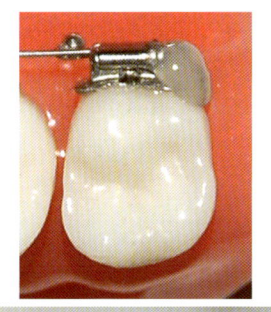

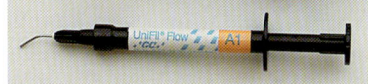

図51-7　充填用レジン
ユニフィルフロー（ジーシー）

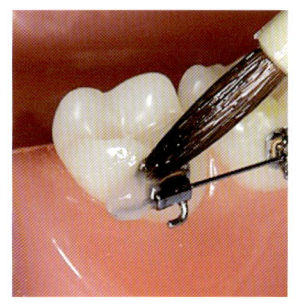

図51-8　仮封剤
デュラシール（モリタ）

ワイヤーエンドの処理 | 105

チェアタイム

QUESTION 52
術者も患者もストレスが減るように，チェアタイムを短くする方法があれば教えてください

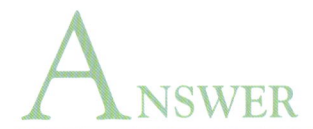

ANSWER

チェアタイムがかかる事項ごとに，その解決方法を示します．

① インダイレクトボンディング法

リンガル矯正のなかでも，インダイレクトボンディング法でブラケットを装着する場合はチェアタイムが長くかかります．インダイレクトボンディング法には，トレー法（図52-1），ヒロシステム（図52-2），キャップタイプ（図52-3），コモンベース（図52-4）などがありますので，術者が施術しやすいシステムを選択するとよいでしょう．

治療開始時のインダイレクトボンディングを丁寧に行うことにより，後々のブラケット脱離による急患やリボンディングにチェアタイムを奪われずにすみます．

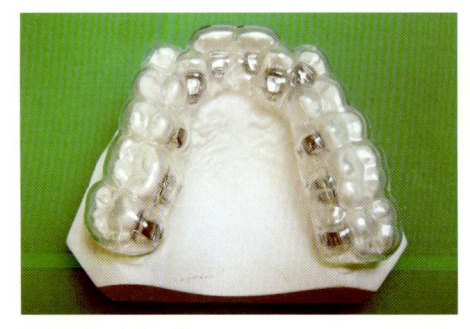

図52-1 トレー法
一括で装着できるが，歯の移動が起こるとトレーが不適合になる．

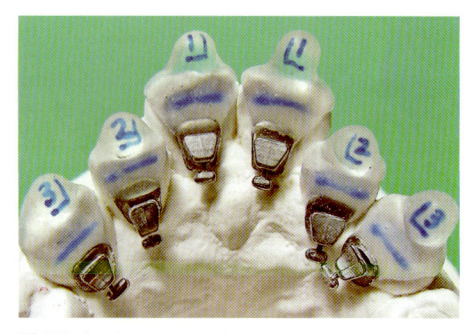

図52-2 ヒロシステム
1歯ずつ正確に装着できるが，トレー部の除去にバーなどが必要となり，再利用できない．

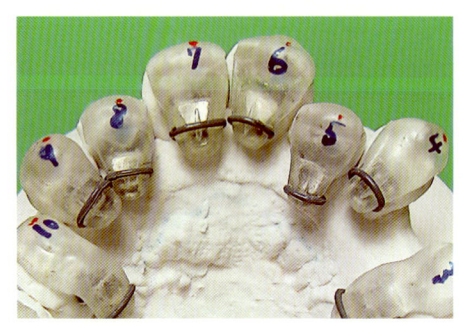

図52-3 キャップタイプ
1歯ずつ装着することができトレーの再利用もできるが，技工操作が煩雑である．

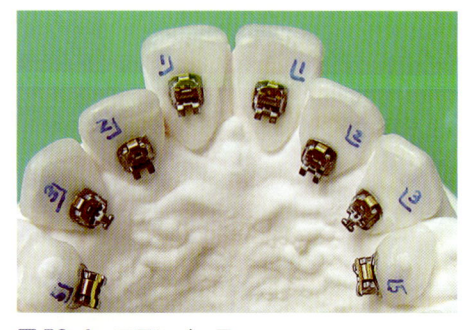

図52-4 コモンベース
舌側面の形態によってはブラケットベースを正確に位置づけられる．トレー部の除去はほとんど必要ないが，再装着が困難な場合もある．

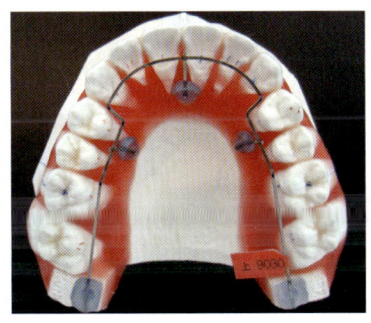

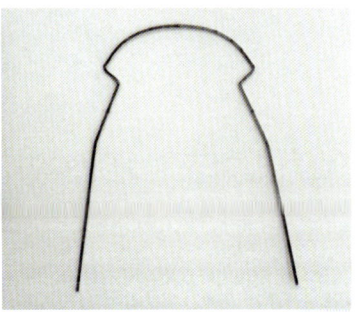

図 52-5　アイディアルアーチのテンプレート
左：セットアップ模型にアイディアルアーチを合わせたもの．
右：アイディアルアーチをコピーしたもので，これをテンプレートとして使用することで正確なベンディングが可能となる．

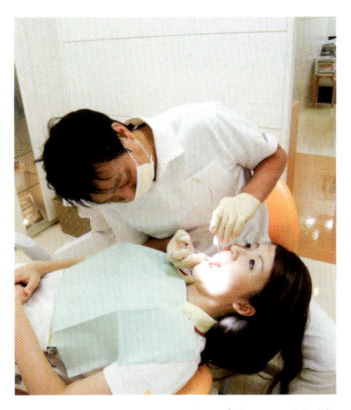

図 52-6　術者の負担が大きい姿勢
腰が曲がっている．

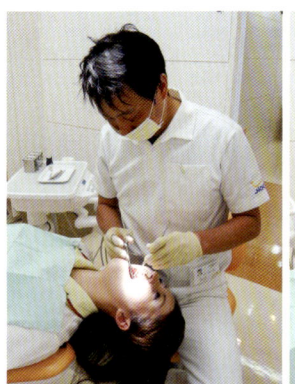

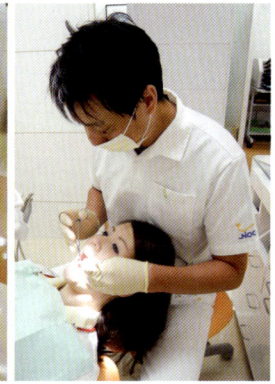

図 52-7　術者の負担が少ない姿勢
左：上顎　右：下顎

② アーチワイヤーのベンディング

　セットアップ模型の製作からブラケットベースの製作にかけて使用したアイディアルアーチをテンプレートとしてワイヤーベンディングに使用することによって，短時間で正確なワイヤーベンディングが可能となります．

　図 52-5 のようにアイディアルアーチをコピーしておくと便利です．

③ アーチワイヤーの撤去

　歯科衛生士の教育と訓練次第では，歯科衛生士業務としてアーチワイヤーの撤去の指示を出すことができます．そうすることにより術者は時間に余裕をもつことができるでしょう．

④ アーチワイヤーの結紮

　アーチワイヤーの撤去と同じく，結紮も歯科衛生士業務とすることができます．しかしリンガルブラケットへのアーチワイヤーの結紮方法は，ブラケットの種類により方法が異なりますので，技術の習得が必要となります．

　セルフライゲーションブラケットを使用することで，チェアタイムは減少します．

⑤ 術者の姿勢

　リンガル矯正治療に共通することとして，術者は患者の口腔内を覗き込むような姿勢（図 52-6）になりがちですが，これでは術者の体への負担が大きくなり，ストレスも増して治療の効率が悪くなります．ヘッドレストの角度を調整し上から視野を確保するとよいでしょう（図 52-7）．

使用器材

QUESTION 53

リンガル矯正を開始するにあたり，
どのような材料，プライヤーがおすすめですか？

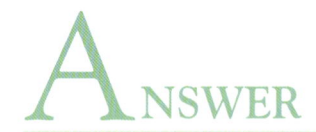

ANSWER

　リンガル矯正を開始するにあたり，すべての器材，材料がラビアル矯正と異なるわけではありません．ほとんどの材料，プライヤーはリンガル矯正にも流用が可能です．しかし，リンガルブラケットを装着中のトラブルとして，「装置が引っかかる」「舌が痛い」といわれることが多いため，まずはブラケットやワイヤーを保護する材料が必要です．舌への刺激を回避し，ワイヤーの変形を防止するために，スリーブを用いるとよいでしょう（図53-1）．

　また，装着中は，ラビアルブラケットに比べると歯石沈着がみられることが多く，食片圧入も起こりやすくなります．歯石を除去するためには，角度の工夫されたスケーラーや小さな歯ブラシを使用することをおすすめします（図53-2〜4）．

　ブラケットの撤去にはリンガル用ブラケットリムーミングプライヤーを用いると便利です．残存したボンディング剤はリムービングプライヤー，カーバイドバーなどを用いて除去します（図53-5〜7）．

　その他，おすすめの器材を図53-8〜11に示します．

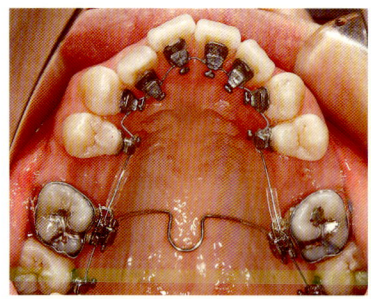

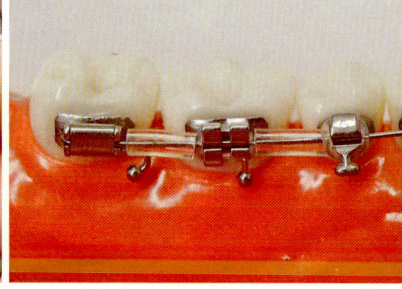

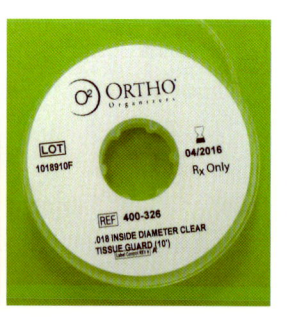

図53-1　スリーブ
ティッシュガード（オーソデントラム）

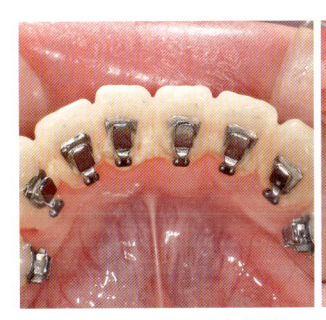

図 53-2 歯石沈着と歯肉腫脹

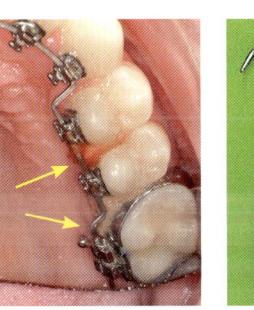

図 53-3 スケーラー
リンガル用超音波スケーラー（ナカニシ）

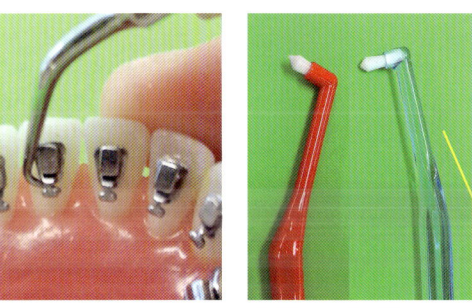

図 53-4 歯ブラシ
オーソワン（オーラルケア）

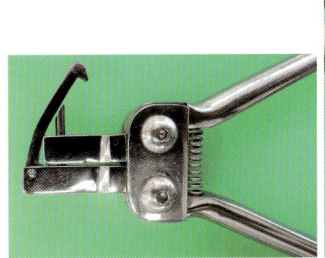

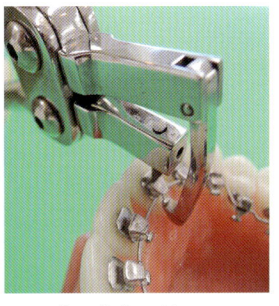

図 53-5 リンガル用ブラケットリムービングプライヤー
リンガルディボンディングプライヤー（バイオデント）

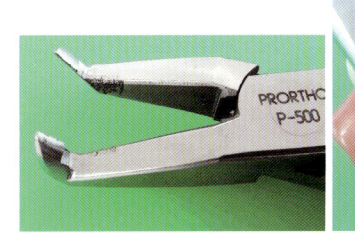

図 53-6 リンガル用ブラケットリムービングプライヤー
リンガルディボンディングプライヤー（TASK）

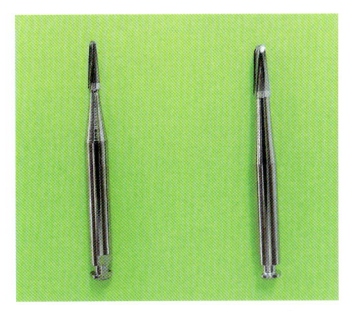

図 53-7 矯正接着剤除去用バー
SafeEnd バー（安永）

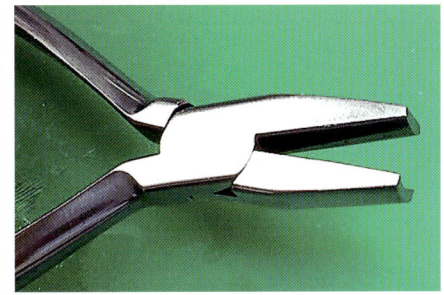

図 53-8 プライヤー
ホローチョッププライヤー（TASK）

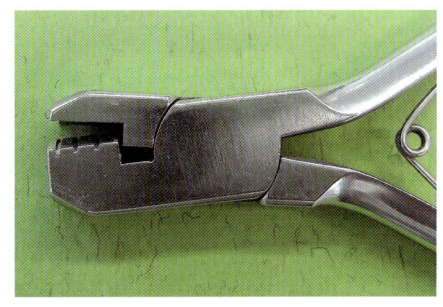

図 53-9 プライヤー
アーチフォーミングプライヤー ミゾ付き（TASK）

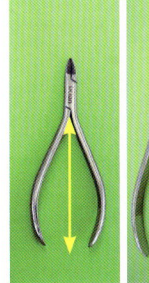

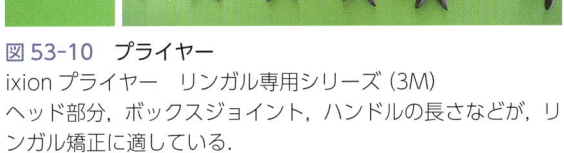

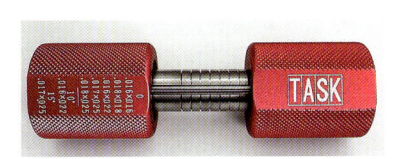

図 53-10 プライヤー
ixion プライヤー リンガル専用シリーズ（3M）
ヘッド部分，ボックスジョイント，ハンドルの長さなどが，リンガル矯正に適している．

図 53-11 リンガル用ターレット
リンガルアーチターレット（TASK）
幅径が狭小なワイヤー屈曲が可能で，リンガル矯正に適したスロットサイズとなっている．

使用器材 | 109

治療期間

QUESTION 54

治療期間を短縮させる方法があれば教えてください

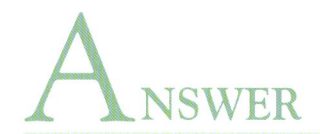

ANSWER

治療期間の短縮は診断時と治療時に分けて考えます．

診断時

　リンガル矯正における歯の移動の仕方や固定に対する考え方がラビアル矯正と違うことを理解したうえで治療計画を立てる必要があります．また，治療前のセットアップ模型の精度を上げることが非常に大事で（図54-1），この精度によって治療期間はかなり変わってきます．オーバーコレクションの量を自分の治療方法に合わせて決めることが大切です（QUESTION ❾参照）．

　このほか，ラビアル矯正と同様に抜歯の有無，抜歯部位，歯列の拡大量，歯の垂直的・水平的移動量，インタープロキシマルリダクションの量，エラスティックの使用，固定源をどうするか明確にして無駄のない治療をする必要があります．

治療時

　リンガル矯正はブラケット間距離が短く歯に適正な牽引力を加えることが難しいため，十分に注意をしながら歯の移動を行う必要があります．アンマスリトラクション時にボーイングイフェクトが起こりやすいので前歯部のトルクコントロールに十分注意します．

　口腔衛生を徹底することも大切です（図54-2, 3）．プラークや歯石の沈着があるとフリクションの増加につながり，また，ブラケットスロット内に歯石が沈着するとローテーションなどを起こして治療期間が長くなります．

　歯の移動を容易にするために，場合によってはコルチコトミーなどの外科的処置を併用することもあります（図54-4, 5）．

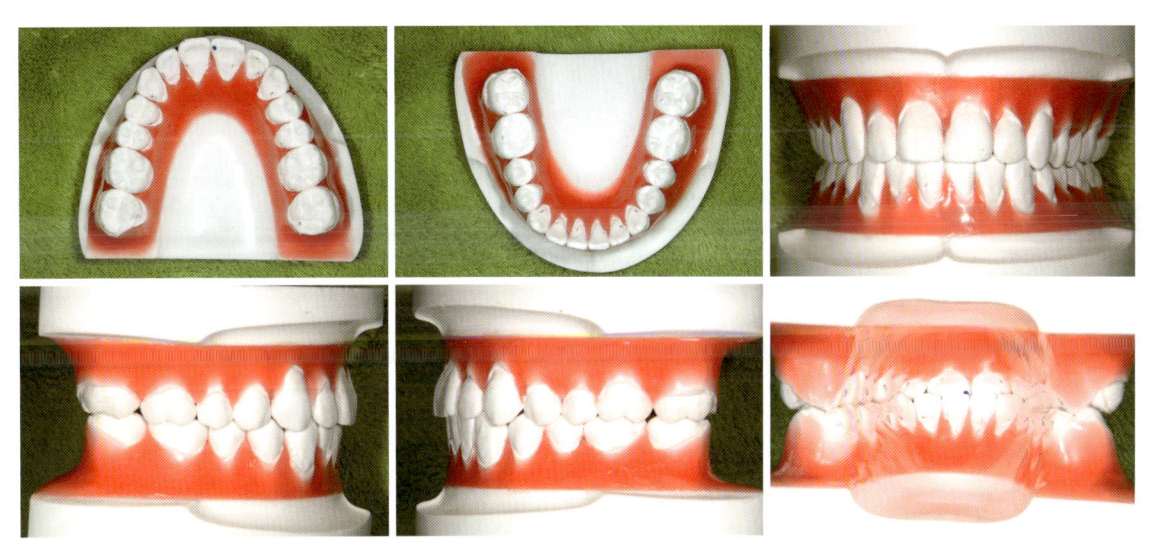

図 54-1　セットアップ模型

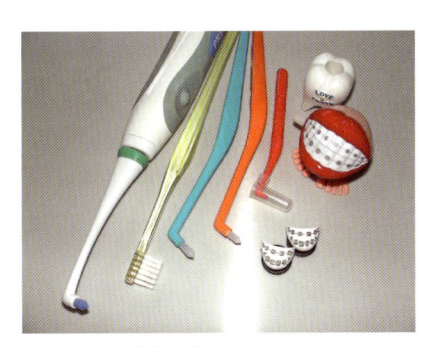

図 54-2　各種歯ブラシ

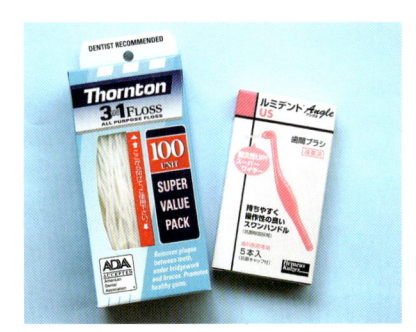

図 54-3　矯正用フロス，歯間ブラシ

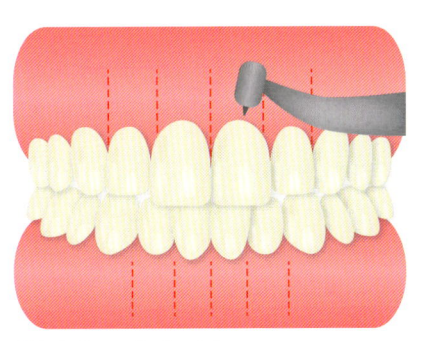

図 54-4　コルチコトミー

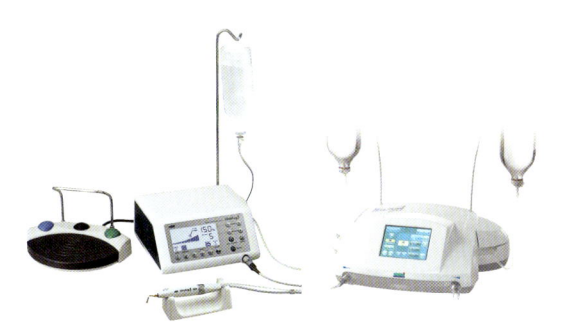

図 54-5　外科用超音波治療器具
左：バリオサージ（ナカニシ）
右：ピエゾトーム（白水貿易）

QUESTION 55

治療結果の違い

ラビアル矯正とリンガル矯正の治療結果の違いについて教えてください

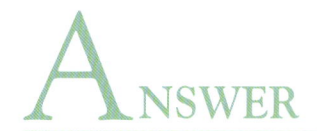

ANSWER

　リンガル矯正ではブラケットが舌側に位置していることから，歯の抵抗中心とブラケットが近くなり，また，ブラケット間距離も短くなるために，特に抜歯症例における前歯のトルクコントロールが難しくなります．治療のメカニクス，装置の種類の多様性から，一概にラビアル矯正とリンガル矯正での結果を比較することは難しいですが，筆者が自身の治験例（それぞれ30例）を比較したところ，以下の結果を得ているので紹介します．

歯軸と垂直的変化の違い

① 上顎前歯（図55-1）
　リンガル矯正ではラビアル矯正と比べて5.3°舌側傾斜移動をしています．
　垂直的にはラビアル矯正のほうが根尖で圧下していますが，切縁ではあまり違いはありませんでした．

② 下顎前歯（図55-2）
　リンガル矯正とラビアル矯正で歯軸の変化の違いはほとんどみられませんでした．
　垂直的には，リンガル矯正では切縁，根尖ともに大きく圧下していました．

歯列弓幅径の違い

　治療前と治療後の歯列弓幅径を比較したところ，ラビアル矯正では上下顎ともに移行的に幅径が小さくなりましたが，リンガル矯正では上顎においては遠心回転によって舌側咬頭が舌側に入り，下顎においては舌側傾斜によって第二大臼歯で狭窄がみられました．これは，上顎臼歯においてはトランスバースボーイングイフェクトの影響と考えられ，下顎臼歯は舌側歯槽骨が薄くなっているために，アンチボーイングベンドによってリトラクション時に舌側傾斜を起こしやすいためではないかと考えます（図55-3, 4）．

　このように，ラビアル矯正とリンガル矯正では治療後の結果に若干の差がみられましたが，どちらの結果も臨床的には許容される範囲内でした．ある程度の症例を経験すると，リンガル矯正とラビアル矯正での結果の違いに気づくことはたしかですが，症例数を重ねて統計的に検討していくとともに，個々の症例の変化を注意深く観察しながら治療を進めていくことが大切です．

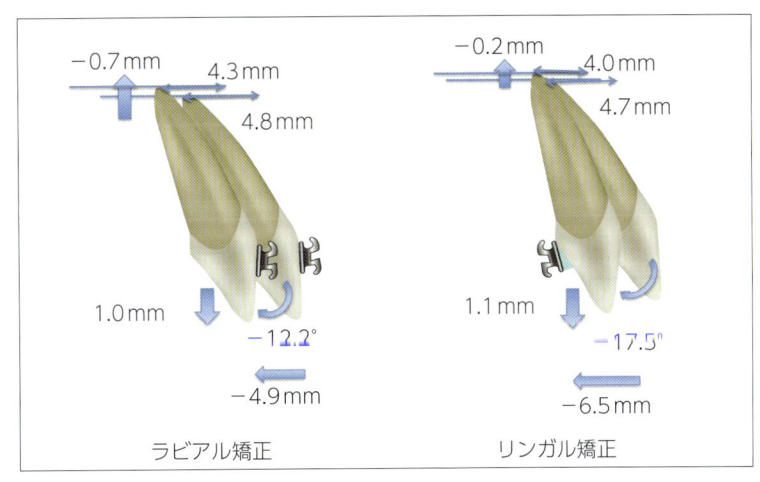

図 55-1　上顎前歯の比較

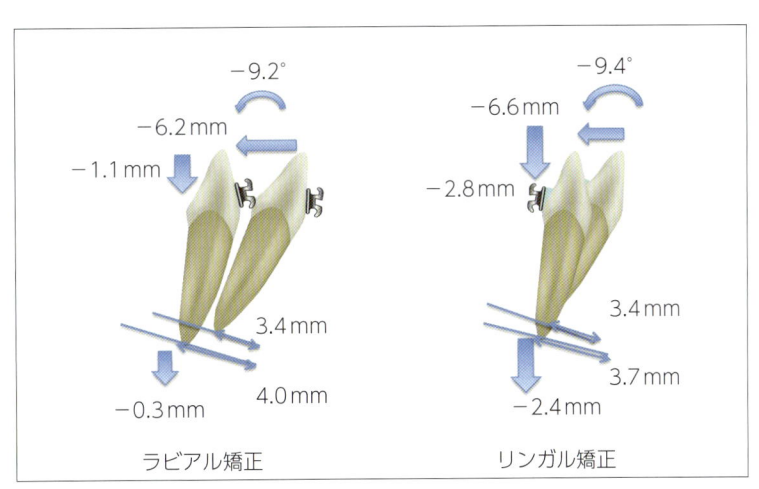

図 55-2　下顎前歯の比較

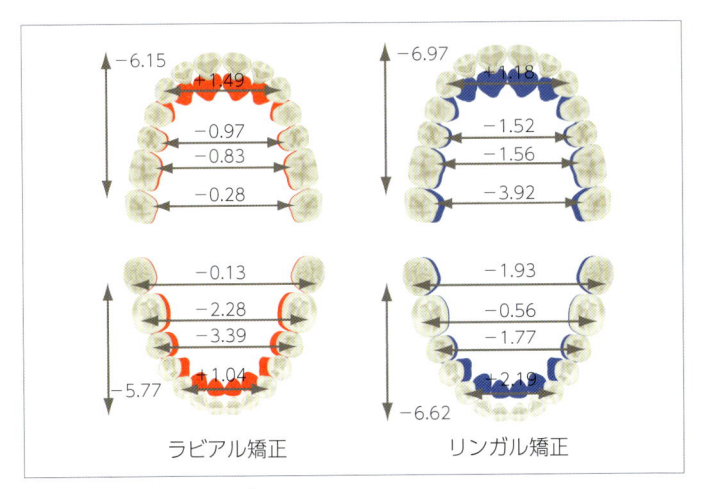

図 55-3　歯列弓幅径の違い

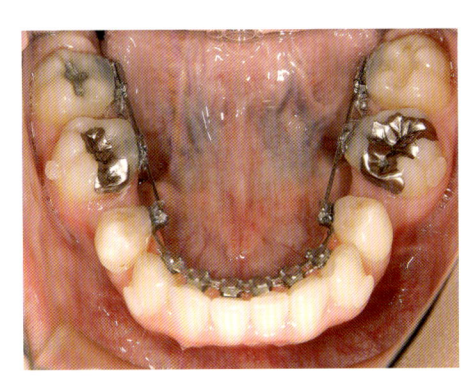

図 55-4　下顎第二大臼歯の舌側傾斜
リンガル矯正のリトラクションでは下顎第二大臼歯が舌側傾斜しやすい．

治療結果の違い

保定

QUESTION 56

保定装置は何を使えばよいのでしょうか？

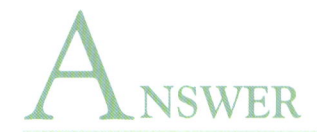

ANSWER

　せっかくリンガル矯正で「審美的」に治療を行っても，ベッグタイプの保定装置では唇側線が外からみえてしまいます．

　そこで，機能的にも審美的にも良好な保定装置について説明します．

　保定に使用される審美的な保定装置には下記の種類があります．

① ボンディングリテーナー

　レスポンドワイヤーを使用した場合には，前歯が咬合干渉しないように留意します（図56-1）．

② クリアリテーナー

　バキュームフォーマーにより，熱可塑性の透明ディスク（0.5mm～1.0mm）から製作します（図56-2）．

③ QCMリテーナー

　唇側が樹脂（ポリエチレンテレフタレート）で製作されており，金属製のものに比較して審美性に優れています（図56-3）．

④ 可撤式アライナー

　後戻りなどにより生じた抜歯空隙の再閉鎖や捻転の再改善に使用されます．ポリプロピレン製のソフト，ミディアム，ハードからなる透明の可撤式装置です．

⑤ ポジショナー

　咬みしめや食いしばりの強い人におすすめのポジショナーです．夜間の就寝時に使用します（図56-4）．

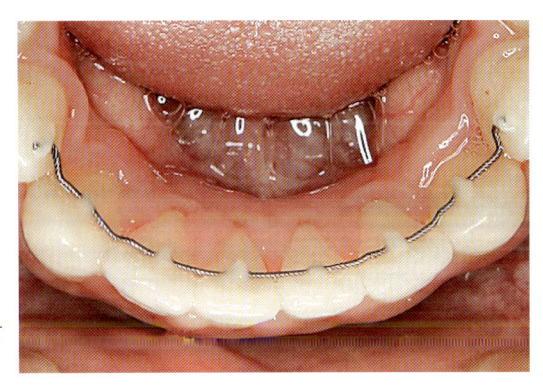

図 56-1　ボンディングリテーナー
ボンディングリテーナーの接着剤は「猫の目」形状にすると，歯ブラシもしやすく，除去も簡単である．

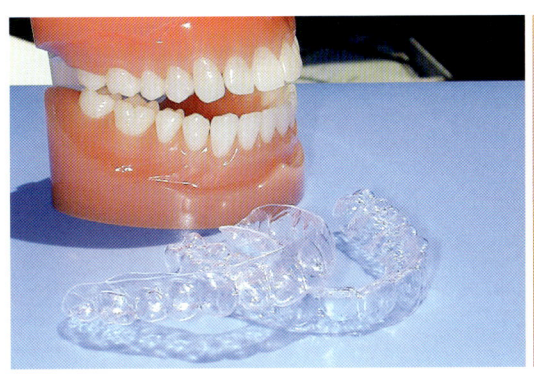

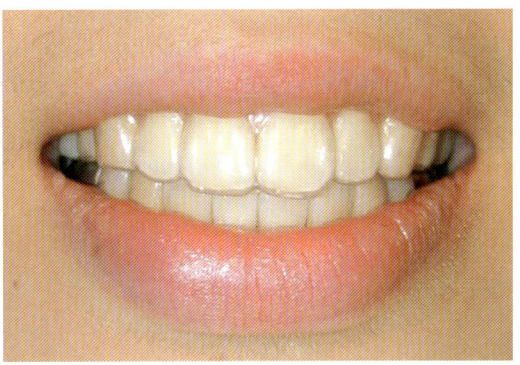

図 56-2　クリアリテーナー

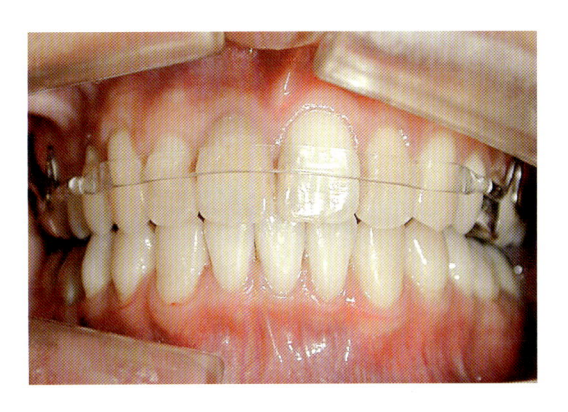

図 56-3　QCM リテーナー

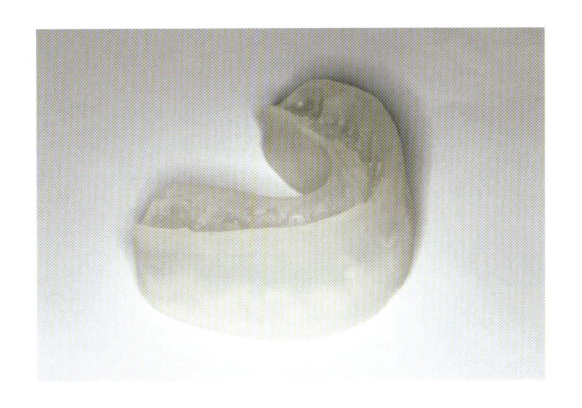

図 56-4　ポジショナー

保定 | 115

後戻り

QUESTION 57
後戻りの対処法を教えてください

ANSWER

　リンガル矯正では，歯が舌側に傾斜しやすく，その結果，歯根が皮質骨に当たって移動しにくかったり，見かけ上は移動したとしても後戻りを起こすことがあります．臨床上，スムーズにスペースクローズした場合は後戻りしにくいですが，期間が長くかかった場合は後戻りしやすい傾向があります．

　スムーズにスペースクローズするためには骨の代謝を停滞させないように治療の進行をコントロールすることも大切ですが，成人の場合，骨の代謝の関係で抜歯空隙が最後の最後で閉じにくい場合があります．その場合には，スライディングメカニクスではなく，ループメカニクスを用いて最後のスペースクローズを行ったり（図57-1），フックとブラケットをタイバックしてスペースクローズを行い（図57-2），歯根をパラレルに完成させます．また，保定に関して，固定式保定装置を使って半永久的に保定するのがよいと思います．

　後戻りの改善法としては上記のほか，マウスピース型矯正装置を使用したり（図57-3），2Dブラケットを使用する方法（図57-4）もあります．

　このほか，側切歯の舌側転位に対しては，歯根の移動をしっかりと行い，オーバーコレクションを組み込んだトルクコントロールを行ったり，ローテーションの後戻りに対してもオーバーコレクションを組み込んだ治療が良策です．また，舌癖による後戻りに対してはMFTを行ったり，保定装置に舌癖防止装置を組み込むのがよいと思われます．

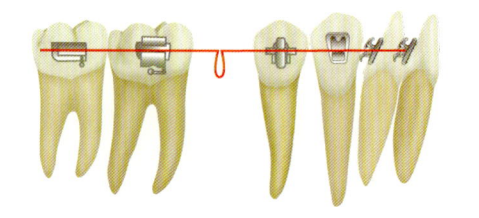

図57-1　バーティカルループによる閉鎖

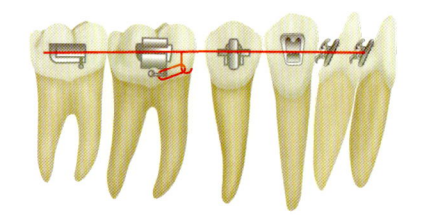

図57-2　タイバックによる閉鎖
6|ブラケット近心のフックと6|ブラケットのフックでタイバックを行い，確実にスペースクローズを行う．

116

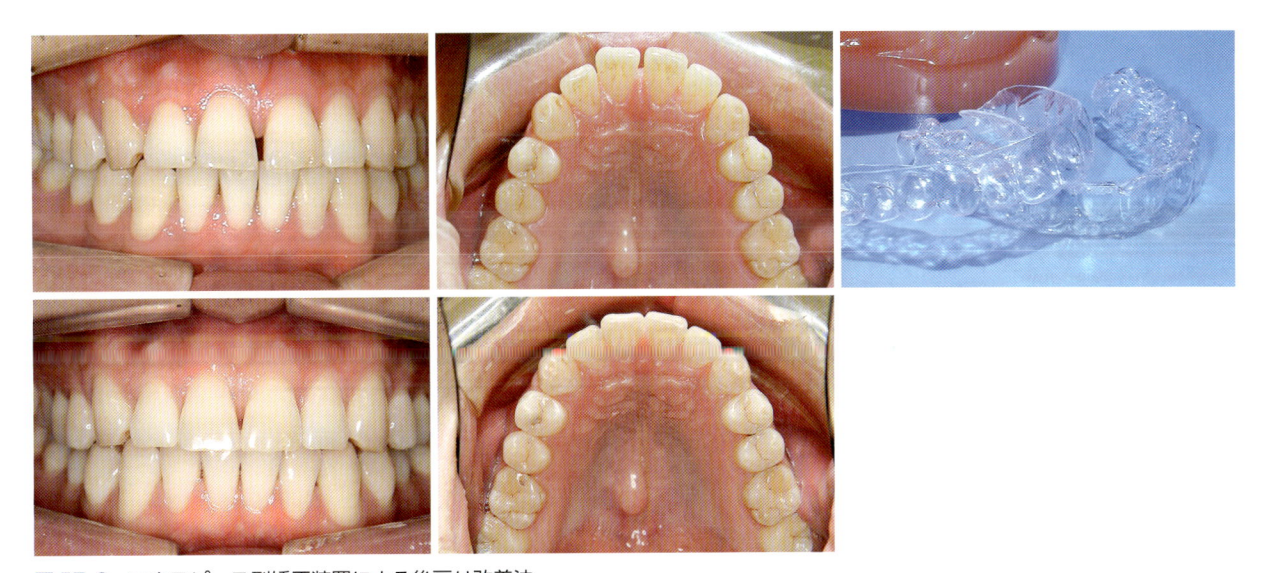

図 57-3 マウスピース型矯正装置による後戻り改善法
治したい部分のセットアップ模型を製作し，マウスピース型矯正装置を製作する．歯の移動量が 1 mm 以下の叢生の改善が行える．

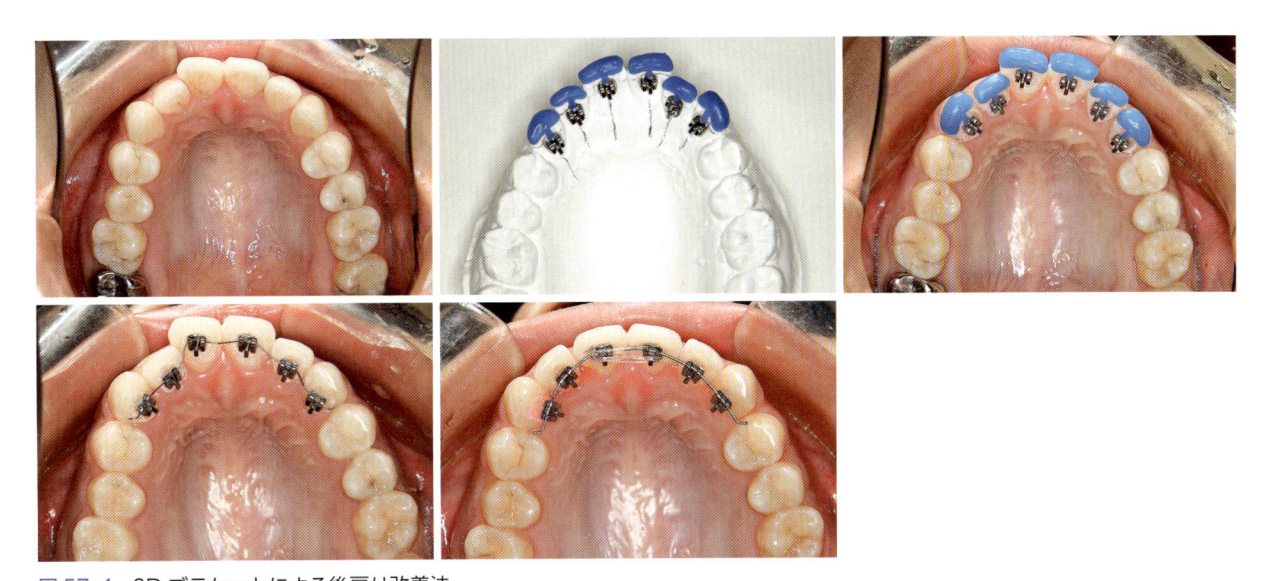

図 57-4 2D ブラケットによる後戻り改善法
2D ブラケットを装着し改善をはかる．ワイヤーのポジションが舌側面に非常に近くなるため頬舌的な移動は早い．対合歯との接触を考えながら最終状態を考慮してブラケットポジションを決める．

舌の痛みへの対応

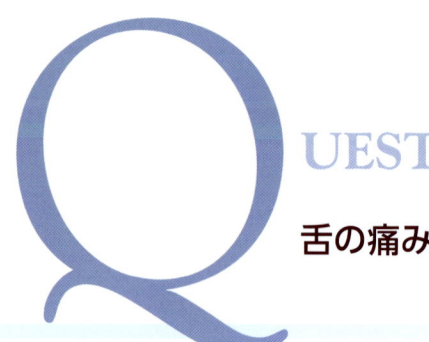

QUESTION 58

舌の痛みへの対処法を教えてください

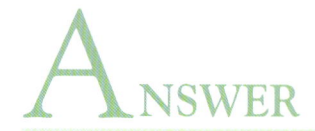

ANSWER

　リンガル矯正では，舌への違和感は下顎のほうが強いといわれています（図58-1）．特に舌側縁部に違和感を生じるので，術前の歯列弓幅径が狭窄していたり，臼歯の舌側転位や舌側傾斜が認められる場合は，拡大装置などを用いて歯列弓形態の大まかな是正を行った後にブラケットを装着するのが望ましいといえます（図58-2）．

　装置装着後は，ブラケットのカバーやスリーブなどで舌への違和感を防ぎます（スリーブの長さは歯の動きを阻害しないよう配慮しますが，初期に違和感を強く訴える患者には図58-3のように挿入することもあります）．

　治療におけるポイントとしては，最初から第二大臼歯にチューブを装着しないことです．通常，第一大臼歯と第二大臼歯の位置に大きなずれがあることは少なく，第一・第二大臼歯ともに近遠心径が大きいので同部位のブラケット間距離は大きくなります．イニシャルワイヤーに食片が圧接されるとワイヤーがチューブから抜けてワイヤーが舌に当たるリスクが高くなるので，ある程度ワイヤーのサイズアップが進んでから（装置に慣れてきたと

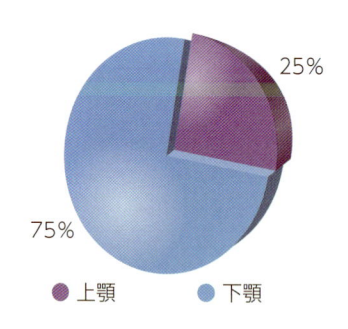

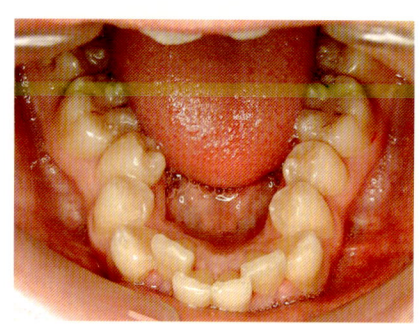

図58-1　舌の痛みに対するアンケート結果

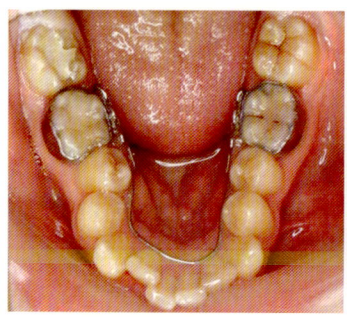

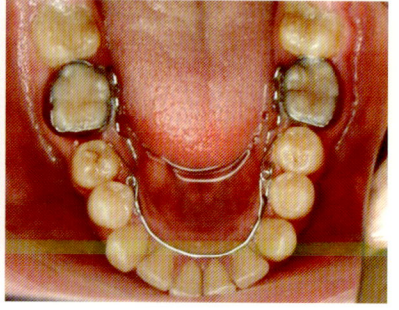

図58-2　歯列弓幅径の拡大

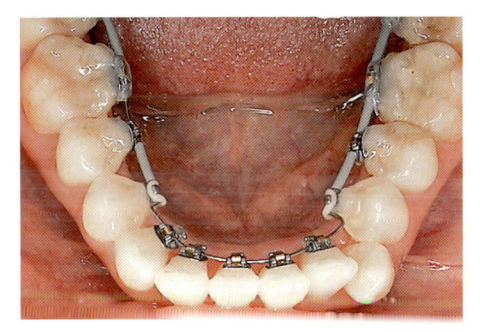

図58-3　カバー，スリーブの挿入

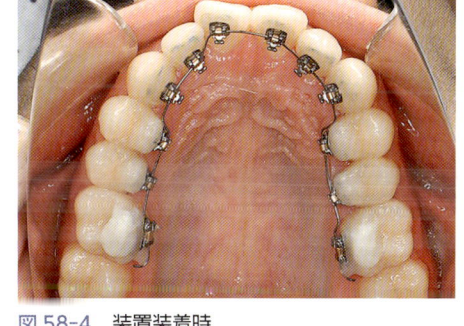

図58-4　装置装着時
イニシャルワイヤー（.012 NiTi ワイヤー）

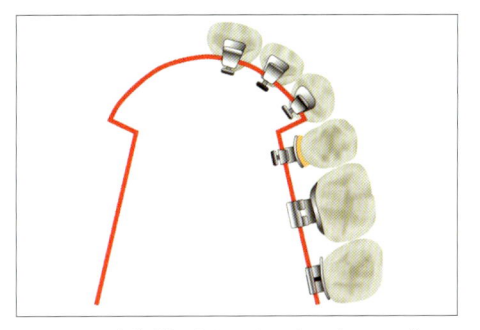

図58-5　臼歯部ストレートのセットアップ

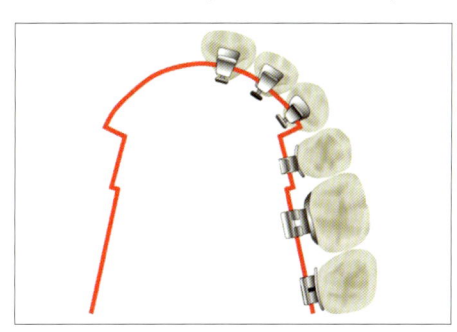

図58-6　ファーストオーダーベンドのセットアップ

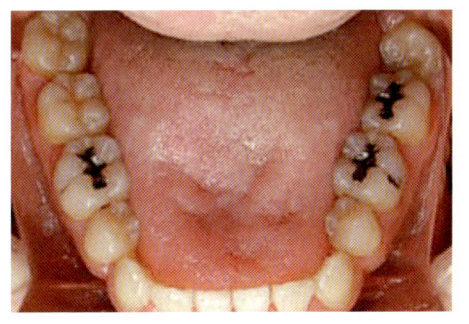

図58-7　舌の低位

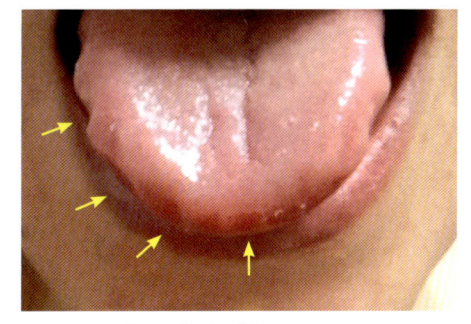

図58-8　舌の圧接（圧痕）

きに）第二大臼歯にアプローチをします（図58-4）．

　セットアップ時の考慮として，小臼歯 - 大臼歯間にファーストオーダーベンドを入れて小臼歯のレジンパッドの厚みを少なくします．こうすることで，舌側縁部に当たりやすい小臼歯の厚みを少なくできます（図58-5，6）．ただし，抜歯症例では，小臼歯 - 大臼歯間のベンドがストップベンドとなり抜歯空隙の閉鎖時に大臼歯ブラケットに接触しスライドできなくなることがあるので，臼歯部のワイヤーはストレートにすることが多いです．非抜歯症例であれば，小臼歯 - 大臼歯間にファーストオーダーベンドを入れたセットアップを行います．

　このほか，舌全体が低位な場合（図58-7）や口腔底が浅い症例では，舌側縁部がブラケットと接触しやすく違和感が続くことが多くあります．この場合は，正しい舌の位置を意識し，嚥下時における舌の位置・運動をトレーニングすることにより改善することもあります．特に，舌側縁部にブラケットの圧痕がつくような患者には有効です．また，舌突出癖や食いしばりによる舌の圧接がある患者（図58-8）は，矯正治療前からの患者教育が必要です．ブラケット装着前に習癖をコントロールすることが望ましいと思われます．そのような患者には事前に舌への違和感を説明しておくことが大切です．

患者の転院

QUESTION 59
患者の転院における注意事項や返金基準について教えてください

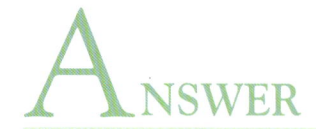

ANSWER

注意事項

　リンガル矯正で治療中の患者が転院する場合，紹介先の歯科医師に事前に連絡をし承認を受けたうえで，費用，治療方針，治療の進行状況など，自分が行った治療の内容をすべて報告する必要があります（図59-1）．

　特に，以下の点についての情報提供が必要です（倫理的な常識範囲で対応のうえ）．

① セットアップ模型とトレーはどこのラボで製作しているか？　3Dアーチワイヤーはついてるかどうか？
② 装置の技工代金はどちらが支払うか？
③ 治療の進行はスムーズかどうか？
④ 患者の性格はどのような感じか？
⑤ 治療期間はあとどのくらいと説明しているか？

　このほか，矯正治療後の補綴処置について患者と話した場合はその申し送りをしたり，デジタルの場合は代理店を通してID番号や情報の共有が必要となります．

　患者に対しては，矯正料金を精算するほか，難しい症例の場合は治療方針が変更になる可能性があることも示唆しておくほうがよいでしょう．

返金基準

　治療のステップとしては次の4つが考えられます．

① レベリング
② トルクコントロール
③ スペースクローズ
④ ディテイリング

　すでに全額を支払い済みの患者の場合，表59-1を目安にして返金しています（図59-2）．

　転院先の矯正料金については増額になる可能性があることも理解してもらう必要があります．

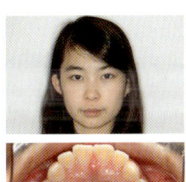

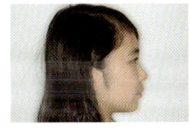

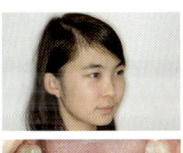

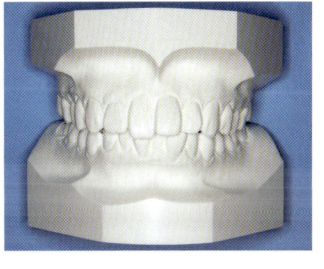

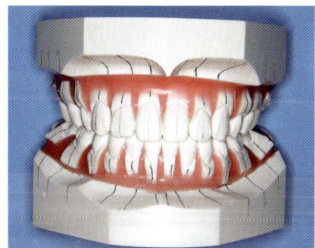

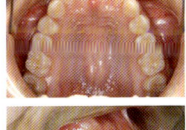

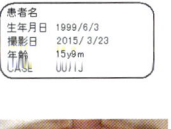

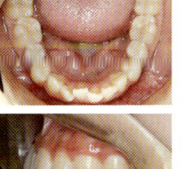

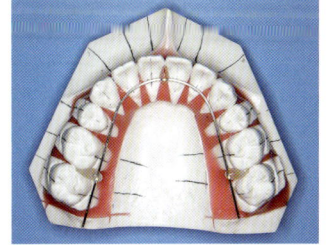

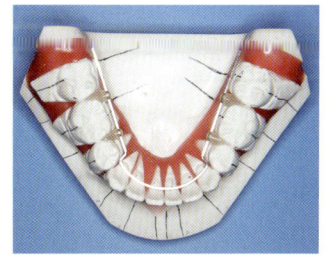

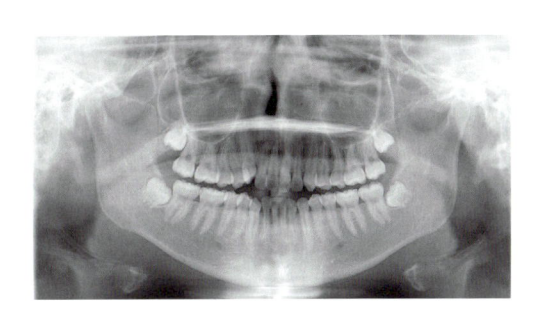

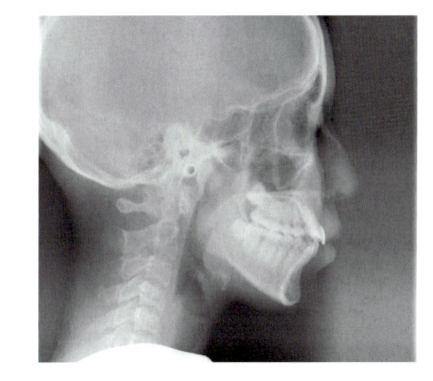

図 59-1　転院時の資料

表 59-1　永久歯列期の治療の場合

治療のステップ	返金額判断の目安
前歯のレベリング中	60〜70％程度
犬歯の移動	40〜60％程度
スペースクローズ中	30〜40％程度
仕上げ	20〜30％程度
保定	0〜5％程度

○○○○○様

お世話になります。
○○○矯正歯科です。
矯正治療の転院にあたり費用の精算書をさせていただきます。

○○さまからの今までの入金済　合計　¥1,218,000-

＜今までの入金詳細＞
2012.1.25　¥1,005,000-　2012.2.23　¥42,000-　2012.3.19　¥42,000-
2012.4.25　¥42,000-　2012.5.18　¥42,000-

○○○矯正歯科での予定治療期間は、2012年3月30日より30か月を予定していました。
○○○矯正歯科での概算の必要経費は
1．矯正治療開始の資料採得・カルテ作製　3万円
2．装置料・通院など諸経費　30万円
3．毎月の処置料金　5千円×9m　4.5万円
4．治療費　治療ステージ 1/4 終了　20万円
5．抜歯費用　2万円
6．転院資料作製　3万円
合計　¥625,000-　（¥656,250-）

差額として、¥561,750- を返金させていただきます。

上記の内容でご理解いただければ次回この精算書にサインをしていただきます。

　　　　　　　　　　　　　　　年　　月　　日

図 59-2　精算書の例

患者の転院 | 121

リンガル矯正の今後

QUESTION 60
リンガル矯正の進化と今後の治療法の方向性を聞かせてください

ANSWER

　1970年代後半に神奈川歯科大学の藤田欣也氏が，世界に先がけて歯列弓内側審美的矯正装置とマッシュルームアーチを開発しました．その後，KurzがOrmco社からリンガルブラケットを開発しました．

　リンガルブラケットの発展は目覚ましいものがありますが，歯の舌側面は非常に変化に富み，直接法での正確なブラケットの位置づけが非常に困難でした．治療結果にも問題があり，正確なリンガルブラケットの位置づけの研究・開発が盛んに行われました．その結果，TARG（Torque Angular Reference Guide）を用いて不正咬合模型に直接リンガルブラケットをセットし，インダイレクトトレーを製作する方法が生まれました．

　次に，スロット底と唇側面までの距離を一定にして単純なマッシュルームアーチを使用するために，ベース面の厚みをレジンベースで調整するBESTシステムが生まれました．

　しかし，当時は治療結果に満足できず，さまざまな改良がなされました．そのひとつがセットアップ模型上でリンガルブラケットを位置づけするCLASS（Custom Lingual Appliance Set-up System）です．この方法は，まず不正咬合模型から治療のゴールを仮想したセットアップ模型を製作し，セットアップ模型上で正確なブラケットの位置づけを行います．そして各歯の舌側面につけたグルーブを基準にしてブラケットを不正咬合模型にセットし，各個トレーを製作するというものでした．

　その後，より正確なリンガルブラケットの位置づけを行うために，不正咬合模型に戻さずに各個トレーを製作する方法が考案されました．また，術者の利便性のためにストレート化やセルフライゲーションブラケットなどが次々に考案されるようになりました．

現時点におけるリンガル矯正の問題点としては，以下のことが挙げられます．

患者サイドの問題点
① 不快感が強い（発音障害，摂食障害，舌の違和感や痛み，口腔内容積の狭小化とストレス）．
② 治療期間が長くかかり，治療結果に難がある．
③ チェアタイムが長くかかる．
④ ブラッシングが行いにくく，口腔清掃が困難である．

術者サイドの問題点
① 抜歯ケースにおいては前歯のトルクコントロールが難しく，バーティカルボーイングイフェクトが生じやすい．
② リボンディング（再装着）が正確に行いにくい．
③ ディテイリングとフィニッシングが難しい．
④ レベリングに時間がかかる．
⑤ ワイヤーの着脱に時間がかかる．
⑥ 治療期間が長くかかり，治療結果に難がある．
⑦ チェアタイムが長くかかる．
⑧ 適応症が限られる．

　これらを一気に改善したのが，近年の「デジタル化」です．デジタル化が進んだことで，装置のカスタムメイド化が実現し，作業工程が効率化したうえに製品の精度や快適性が増し，さらに治療精度の向上にもつながるという好循環を生みました．フルカスタム，フルデジタル化により，口腔内のデジタルスキャンデータから直接デジタルセットアップを行い，そのセットアップ上でブラケットを設計します（Computer Aid Design；CAD）．その情報をもとに三次元プリンターを用いて精密なブラケットを製作します．使用ワイヤーもロボットで精密にベンディングされます．さらにトランスファートレーも正確に製作されます（Computer Aid Manufacture；CAM）．最近では以上のようなフルカスタム，フルデジタル化されたリンガルワークフローができあがりました．

　一方，アナログ的なやり方も改良しつつあります．最新の進歩として，より小さいブラケットを用いて患者の舌感を向上させること，術者の利便性のためのリンガルストレートワイヤーテクニックや結紮不要なセルフライゲーションブラケットを用いることなどが挙げられます．アナログ的なリンガル矯正の将来性も感じられるところです．

　アナログとデジタルは完全に別のものではなく，アナログでは困難な問題，煩雑な治療計画のときに，デジタルを有効利用するといった考え方が重要です．デジタルという数値化された技術をアナログという経験，知識に活かし，そのベスト・ミックスを得ることがよりよい治療結果への最短距離になるでしょう．

参考文献

Q1
- 小谷田 仁：審美的歯科矯正法―舌側矯正臨床基本テクニック―．クインテッセンス出版，1996．
- 杉山晶二：デジタル技術を応用したフルカスタム矯正．矯正臨床ジャーナル，30(4)：41～59，2014．

Q8
- 橋場千織：矯正歯科診療におけるスマイルデザインと審美処置―審美矯正の最新ストラテジー．東京臨床出版，2007，89～97．
- Zachrisson, B.U.：Incisal edge recontouring in orthodontic finishing. W.J. Orthod., 6(4)：398～405, 2005.

Q13
- Wiechmann, D.：Full custom Lingual Appliance System Treatment Guide. 2006, 9～23.
- Wiechmann, D.：A new bracket system for lingual orthodontic treatment. Part 1：Theoretical background and development. J. Orofac. Orthop., 63：234～245, 2002.
- Wiechmann, D.：A new bracket system for lingual orthodontic treatment. Part 2：First clinical experiences and further development. J. Orofac. Orthop., 64：372～388, 2003.

Q16
- 橋場千織：矯正歯科診療におけるスマイルデザインと審美処置―審美矯正の最新ストラテジー．東京臨床出版，2007．

Q20
- van der Veen, M.H., Attin, R., Schwestka-Polly, R., Wiechmann, D.：Caries outcomes after orthodontic treatment with fixed appliances：do lingual brackets make a difference? Eur. J. Oral Sci., 118：298～303, 2010.
- Wiechmann, D., Gers, J., Stamm. T., Hohoff, A.：Prediction of oral discomfort and dysfunction in lingual orthodontics：A preliminary report. Am. J. Orthod, Dentofacial Orthop., 133(3)：359～364, 2008.

Q25
- Nanda, R.S., Tosun, Y.S.：Biomechanics in Orthodontics, Principles and Practice.
- Pedersen, E., Andersen, K., Gjessing, P.E.：Electronic determination of centres of rotation produced by orthodontic force systems. Euro. J. Orthod., 12：272～280, 1990.
- Burstone, C.J., Steenbergen, E., Hanley, K.J.：Modern Edgewise Mechanics & The Segmented Arch Technique., Department of Orthodontics, University of Connecticut, School of Dental Medicine, 1995.
- 高木任之：一番やさしい構造力学．日本実業出版社．
- 山本　宏，久保喜延：わかりやすい構造力学［Ⅰ］．鹿島出版会．

Q27
- Staggers, J.A., Germane, N.：Clinical Consideration in the Use of Retraction Mechanics. J. Clin. Orthod., 25(6)：364～369, 1991.
- Nanda, R.S., Tosun, Y.S.：Biomechanics in Orthodontics, Principles and Practice. Quintessence Pub Co, 2010.
- 吉田教明：舌側からの矯正におけるバイオメカニクス―空隙閉鎖にはスライディング？ループ？それとも…．日本舌側矯正歯科学会誌，22：3～10，2011．
- 古賀義之，吉田教明ほか：クロージングアーチワイヤー装着時にブラケットに生じる力系の解析．日本矯正歯科学会誌，60：75～85，2001．

Q28
- 森　康典ほか：舌側矯正―Dr. Gormanテクニック．医歯薬出版，1996．
- 小谷田 仁：審美的歯科矯正法―舌側矯正臨床基本テクニック―．クインテッセンス出版，1996．

Q29
- Mulligan, T.F.：Common Sense Mechanics. CSM, 1982.
- 義澤裕二，田中勝治，三根　治：舌側装置による矯正治療―力学的考察について―．矯正臨床ジャーナル，12(10)：51～66，1996．
- 義澤裕二，田中勝治：リンガル矯正における上顎歯列分割化の利点について．矯正臨床ジャーナル，20(3)：61～79，2004．
- Pedersen, E., Andersen, K., Gjessing, P.E.：Electoronic determination of centers of rotation produced by orthodontic force systems. Euro. J. Orthod., 12：272～280, 1990.
- Burstone, C.J., van Steenbergen, E., Hanley, K.J.：Modern Edgewise Mechanics & The Segmented Arch Technique. Department of Orthodontics, University of Connecticut, School of Dental Medicine, 1995.
- Yoshizawa, Y., Tanaka, K.：Lingual Segmented Treatment in the Maxillary Arch. Journal of clinical orthodontics, 34(9)：547～554, 2000.

Q30
- Mulligan, T.F.：Common Sense Mechanics. CSM, 1982.
- 義澤裕二，田中勝治，三根　治：舌側装置による矯正治療―力学的考察について―．矯正臨床ジャーナル，12(10)：51～66，1996.

Q36
- Mulligan, T.F.：Common Sense Mechanics. CSM, 1982.
- 義澤裕二，田中勝治，三根　治：舌側装置による矯正治療―力学的考察について―．矯正臨床ジャーナル，12(10)：51～66，1996.

Q37
- Kravitz, N.D. et al：How well does Invisalign work? A prospective clinical study evaluating the efficacy of tooth movement with Invisalign. Am. J. Orthod. Dentfac. Orthop., 135：27～35, 2009.
- Proffit, W.R. et al：Contemporary Orthodontics, Contemporary Orthodontic appliances. 2013, 354～358.
- Grauer, D., Proffit, W.R.：Accuracy in tooth positioning with fully customized lingual orthodontic appliances. Am. J. Orthod. Dentfac.Orthop., 140：433～443, 2011.
- Proffit, W.R.：Contemporary Orthodontics, Treatment for Adult. 2013, 662～666.
- Cacciafesta, V., Kairalla, S.A., Lee, J.Y., 居波　徹ほか：2Dリンガルシステムの理論と臨床．東京臨床出版，2013，84～87.
- 橋場千織：矯正歯科治療におけるスマイルデザインと審美処置．東京臨床出版，2007，193～197.
- van der Veen, M.H., Attin, R., Schwestka-Polly, R., Wiechmann, D.：Caries outcomes after orthodontic treatment with fixed appliances：do lingual brackets make a difference? Eur. J. Oral Sci., 118：298～303, 2010.

Q38
- Wichmann, D. et al：Customized bracket's and arch-wires for lingual orthodontic treatment. Am. J. Orthod., 124：593～599, 2003.

Q45
- 小谷田　仁：審美的歯科矯正法―舌側矯正臨床基本テクニック―．クインテッセンス出版，1996.
- 本吉　満：歯科矯正用アンカースクリューの基礎と実践．クインテッセンス出版，2014.
- 久保田隆朗：効率的な歯の移動による矯正歯科治療．東京臨床出版，2012.

Q49
- Inami, T.：The treatment of class Ⅱ malocclusions,combined with severe crowding and bi-maxillary protrusion using a multi-lingual bracket appliance. J. Jpn. Assoc. Adult Orthod., 3(1)：76～96, 1997.

Q50
- JLOA：Lingual orthdontic Basic Typodont コースシラバス．

Q56
- Didier Fillion：Lingual Orthodontic course syllabus. 2005.

Q57
- Cacciafesta, V., Kairalla, S.A., Lee, J.Y., 居波　徹ほか：2Dリンガルシステムの理論と臨床．東京臨床出版，2013.

Q60
- Dobkin, R., Williams, J.：Analog Circuit Design—A Tutorial Guide to Applications and Solutions. Newnes, 2011.
- Inami, T.：Clinical considerations for the establishment of facial balance and harmony. Lingual and Esthetic Orthodontics, Edited by Rafi Romano, Quintessence Pub.Co., 2011, 563～580.
- 居波　徹：フルカスタム・フルデジタルリンガルブラケット矯正装置（仮称）の展望と臨床．近畿東海矯正会誌，49(1)：3～13，2014.
- Wiechmann, D., Rummel, V., Thalheim, A., Simon, J.S., Wiechmann, L.：Customized brackets and arch-wires for lingual orthodontic treatment. Am. J. Orthod. Dentofacial Orthop., 124：593～599, 2003.

上記のほか，本書全体を通じて下記を参考にしています．
- 居波　徹，相澤一郎，佐奈正敏，重枝　徹，椿　丈二，義澤裕二，吉田哲也編著：リンガルブラケット矯正法　審美的矯正の基礎と臨床．医歯薬出版，2009.

索 引

あ
アクティブストップ･･････････････ 8, 26
アドバンスループ･･････････････････ 8
アンカースクリュー･･･････ 5, 6, 59, 68,
　　　　70, 72, 74, 92, 94, 96, 100
アンチボーイングカーブ･･････････ 80
アンチボーイングベンド
　　　　　･･････ 58, 64, 97, 102, 112
アンマスリトラクション･･････ 98, 102
圧下･･････････････････････････････ 3, 6
圧下力････････････････････ 62, 71, 92
後戻り････････････････････････････116

い
インタープロキシマルリダクション
　　　　　･･･････････････ 32, 94, 110
インダイレクトボンディング法
　　　　　･･･････････････････ 34, 106

え
エアスケーラー･･････････････････ 40
エッチング･･････････････････････ 25
エラストメトリックチェーン
　　　　　･･････････････ 38, 66, 92, 102

お
オーバーコレクション
　　　　･･････ 18, 82, 89, 94, 110, 116
オーバーレイテクニック･･････････ 64
オープンコイル･･････････････････ 26
オープンバイト･････････････ 3, 66, 94
オフセットベンド･･･････････････100
オメガループ･････････････････････ 8

か
カスタムメイド･････････････････ 84
ガミースマイル･･･････････ 74, 92, 94
可撤式アライナー･･････････････114
仮封剤･･････････････････････････104
回転･･･････････････････････････････ 3
開咬･･･････････････････････････････ 3
顎間ゴム･･･････････････････････ 12

き
キャップタイプ･･････････････････106
基底結節･･････････････････････････ 16
矯正用フロス･･････････････････111
矯正料金････････････････････････120

く
クリアリテーナー･････････････114
クリート･･････････････････････ 38
クロスオーバーテクニック･･････ 15
クロスバイト･････････････････ 25
クワドヘリックス･････････････ 8
空隙歯列･･････････････････････ 5

け
ゲーブルベンド･･････ 59, 64, 75, 92
形態修正････････････････････ 16, 28
傾斜移動･･････････････････････ 3
結紮･･････････････････････ 86, 107
犬歯のパーシャルリトラクション･･･ 86
犬歯の抱え込み現象････････････102

こ
コモンベース･････････････････106
コルチコトミー･･･････････････110
コンタリング･･････････････ 17, 32
咬合挙上･･･････････････････ 31, 35
咬耗･･････････････････････････ 16
根尖の突出･･････････････････ 54

さ
サンドブラスト処理･･････････ 22
再装着････････････････････････ 23

し
シザーズバイト･･･････････････ 25
シングルタイ･････････････････ 87
シングルブラケット･･･････････ 38
シンチバック･･････････････ 88, 104
歯間ブラシ･･････････････････111
歯軸･･････････････････････････112
歯体移動･･････････････････････ 3
歯肉退縮･･････････････････････ 33
歯面清掃･･････････････････････ 22
歯列弓幅径･･････････････ 112, 118
　　──の拡大･････････････ 8
上顎洞炎･･････････････････････ 72
食物残渣･･････････････････････ 78

す
スケーラー･･････････････････108
ストレートアーチワイヤー･････ 46
ストレートワイヤーテクニック･････123
スペースクローズ･･････ 58, 104, 116
スライディングメカニクス
　　　　　･･････････････ 56, 87, 104
スリーブ････････････････ 108, 118
水平方向スロット･････････････ 2
垂直ゴム････････････････････ 66
垂直的変化･････････････････112
垂直方向スロット･････････････ 2

せ
セカンドオーダーベンド･･････ 24, 59
セットアップ････････････････ 84
セットアップ模型･････････ 18, 90, 111
セルフライゲーションブラケット
　　　　　･････････････････ 86, 123
正中離開･･････････････････････ 5
成長期治療･･････････････････ 10
舌の圧接････････････････････119
舌の痛み････････････････････118
舌の低位････････････････････119
舌突出癖････････････････ 31, 94
前歯のトルクコントロール･･････ 54
前歯のリトラクション･･････････ 86

そ
早期接触･･････････････････････ 34
叢生･･････････････････････ 3, 6, 27, 38
側面頭部エックス線規格写真･････ 71

た
タフトブラシ･････････････････ 78
タンデムワイヤー･････････････ 55
ダブルオーバータイ･･･････････ 86
大臼歯の近心傾斜････････････100

て
ディープバイト･･･････････････ 7, 92
ディテイリング･･････････････ 44
デュアルディメンジョンワイヤー･･･ 48
挺出･･････････････････････････ 3
挺出力･･････････････････････ 60, 75
適応症････････････････････････ 4
転院･･････････････････････････120

と
トランスバースボーイングイフェクト
　　　　　･･･････････ 58, 96, 103, 112
トルク･･････････････････ 3, 48, 50
　　──の確立･･････････････ 86, 98
トルクコントロール･････ 96, 98, 110

な

トレー法 …… 106

な

ナンスのホールディングアーチ …… 96

ね

捻転 …… 3

は

ハーフオクルーザルパッド …… 14
ハーフリンガル …… 6, 80, 94
ハイプル J フックヘッドギア …… 74
バーティカルボーイングイフェクト
　…… 60, 62, 64
バイトプレーン …… 7
バンディング …… 90
パラタルバー …… 8, 78, 96, 100
歯ブラシ …… 108, 111
発音 …… 30
抜歯 …… 98

ひ

ヒロシステム …… 106
ヒンジキャップ …… 88

ふ

ファーストオーダーベンド …… 47, 119
ブラケット …… 2
　──の障害 …… 10
　──の装着 …… 22
　──の脱落 …… 24, 36
ブラケットベース …… 14, 22, 24
ブラケットポジション …… 28, 47
ブラケット間距離 …… 20
ブラックトライアングル …… 32
プライマー …… 22
プライヤー …… 108
プロフェッショナルケア …… 40

へ

ペンデュラム装置 …… 97
辺縁隆線 …… 16
返金 …… 120

ほ

ホームケア …… 40
ボーイングイフェクト …… 82, 110
ボンディングリテーナー …… 114
ポジショナー …… 114
保定装置 …… 114
補綴歯 …… 22
防湿 …… 24

ま

マウスピース型矯正装置 …… 76, 116
マッシュルームアーチワイヤー …… 46

も

モジュール …… 86

ゆ

有限要素法 …… 57

ら

ラビアルクラウントルク …… 50, 88
ラビッティング …… 4, 60, 70

り

リガチャーワイヤー …… 86
リンガルアーチ …… 38
リンガルルートトルク …… 71
リンガル用ターレット …… 48, 109
臨床的歯冠長 …… 14

る

ループメカニクス …… 56, 87, 116

れ

レクトアンギュラーワイヤー …… 88, 100
レジンキャップ …… 74
レジンベース …… 22
レバーアーム …… 70
レベリング …… 86

ろ

ローフリクション …… 86
ロカテッリスプリング …… 26

わ

ワイヤーエンド …… 104
ワイヤーシークエンス …… 42, 98
ワイヤーベンディング …… 107

A

Angle Ⅰ級 …… 5
Angle Ⅱ級 …… 5, 96
Angle Ⅱ級 1 類 …… 3, 5, 12, 18, 96
Angle Ⅱ級 2 類 …… 3, 5
Angle Ⅲ級 …… 3

C

CAD …… 123
CAD/CAM システム …… 82
CAM …… 123
CBCT …… 72, 84

H

Horizontal Slot …… 2

I

Incognito …… 14
IPR …… 32

M

MFT …… 31, 94, 116

O

O-Lasso …… 27

Q

QCM リテーナー …… 114

V

Vertical Slot …… 2

数字ほか

2D ブラケット …… 26, 116
8 字結紮 …… 100
Ⅱ級ゴム …… 12, 103
β-チタンワイヤー …… 42, 44, 64

【編著者略歴】

相澤 一郎
1988年　日本大学歯学部卒業
2001年　ソフィア歯列矯正歯科医院院長（東京都港区）

居波 徹
1976年　愛知学院大学歯学部卒業
1981年　いなみ矯正歯科開業（京都府宇治市）

佐奈 正敏
1991年　愛知学院大学歯学部卒業
2003年　名古屋矯正歯科診療所理事長（愛知県名古屋市）

重枝 徹
1988年　日本大学歯学部卒業
1994年　えびす矯正歯科開業（東京都渋谷区）

椿 丈二
1991年　日本歯科大学歯学部卒業
1999年　ティースアート矯正歯科開業（東京都渋谷区）

義澤 裕二
1979年　日本大学松戸歯学部卒業
1988年　アスル矯正歯科クリニック開業（千葉県柏市）
2015年　逝去

吉田 哲也
1991年　東京歯科大学卒業
1997年　アーク矯正歯科クリニック開業（東京都目黒区）
　　　　（現　アーク歯科・矯正歯科）

臨床の疑問に答える！
リンガルブラケット矯正 Q&A 60　　ISBN978-4-263-44445-0

2015年7月25日　第1版第1刷発行

編著者代表　相　澤　一　郎
発　行　者　大　畑　秀　穂
発　行　所　医歯薬出版株式会社

〒113-8612　東京都文京区本駒込1-7-10
TEL. (03)5395-7638(編集)・7630(販売)
FAX. (03)5395-7639(編集)・7633(販売)
http://www.ishiyaku.co.jp/
郵便振替番号　00190-5-13816

乱丁，落丁の際はお取り替えいたします　　印刷・教文堂／製本・皆川製本所
© Ishiyaku Publishers, Inc., 2015. Printed in Japan

本書の複製権・翻訳権・翻案権・上映権・譲渡権・貸与権・公衆送信権（送信可能化権を含む）・口述権は，医歯薬出版(株)が保有します．
本書を無断で複製する行為（コピー，スキャン，デジタルデータ化など）は，「私的使用のための複製」などの著作権法上の限られた例外を除き禁じられています．また私的使用に該当する場合であっても，請負業者等の第三者に依頼し上記の行為を行うことは違法となります．

JCOPY ＜(社)出版者著作権管理機構 委託出版物＞
本書をコピーやスキャン等により複製される場合は，そのつど事前に(社)出版者著作権管理機構(電話 03-3513-6969, FAX 03-3513-6979, e-mail：info@jcopy.or.jp)の許諾を得てください．